**KRISHNA KISHOR
HEERA .
SHIV KISHOR**

TUMORES DAS GLÂNDULAS SALIVARES

KRISHNA KISHOR
HEERA .
SHIV KISHOR

TUMORES DAS GLÂNDULAS SALIVARES

ScienciaScripts

Publisher:
Sciencia Scripts
is a trademark of
International Book Market Service Ltd., member of OmniScriptum Publishing Group
17 Meldrum Street, Beau Bassin 71504, Mauritius
Printed at: see last page
ISBN: 978-620-2-89741-9

ÍNDICE

Agradecimentos

" Se eu vi mais longe, foi ficando no ombro de gigantes".

É a estes gigantes que eu devo a minha gratidão.

*Antes de mais, agradeço a Deus por me ter guiado ao longo da minha vida, por me ter dado o seu amor. Agradeço-lhe também pelos meus maravilhosos **pais** e pelo meu querido irmão **DR. Shiv Kishor,** que me deram amor incondicional e me apoiaram de todas as formas. A eles estou-lhes eternamente grato.*

*Manifesto a minha sincera gratidão ao meu guia **Dr. Dayashankara Rao Jk, Professor** e **HOD,** Departamento de Cirurgia Oral e Maxilo-facial , cujos conhecimentos e experiência ajudaram a moldar esta dissertação. Com ele aprendi o valor da sinceridade e dedicação ao meu trabalho, um respeito genuíno pelos pacientes, e a importância de avaliar criticamente cada teoria antes de a aceitar na prática. Tenho de facto a sorte de estar a estudar sob a sua orientação e supervisão.*

*Estou verdadeiramente grato à **Dra. Neelima Gehlot Professor** e co-guia, por me encorajar a exceder no meu trabalho. A sua mente apurada, o seu profundo conhecimento do assunto e os seus incansáveis esforços ajudaram a organizar esta dissertação. Sem a sua orientação especializada, este projecto teria sido enterrado em jargão complicado. Ela tem sido para mim uma fonte constante de inspiração.*

*Estou profundamente grato ao **Dr. Vishal Singh, Professor,** a sua paciência ilimitada, conselhos cruciais e oportunos e uma supervisão meticulosa em cada passo deste estudo têm sido uma fonte constante de encorajamento para mim. A sua ajuda incondicional, orientação afectuosa e interesse pessoal fervoroso desde o início do estudo contribuíram mais para a realização da minha tarefa do que a minha excessiva diligência e devoção.*

*É meu privilégio agradecer ao **Dr. Shalender Sharma** , ao **Dr. Shudhanshu Mehta** , e à **Dra. Aadya Sharma,** brilhantes académicos, pelos seus inestimáveis conselhos e orientação. Agradeço também ao **Dr. Vijay Siwach** e ao **Dr. Varun Arya** por terem alargado o seu apoio.*

*Aos meus companheiros de grupo - **Dr Vimanyu** , **Dr Khushboo** , **Dr Jitender**, **Dr Rajesh** , expresso a minha gratidão pela sua ajuda, gentileza e encorajamento. Um sincero agradecimento ao **Dr. Ripan** pela sua crítica construtiva, pelos seus valiosos contributos e pela sua amizade.*

*Estou grato a todos os meus seniores **Dr Santosh Mishra** , **Dr Yashpal Kataria**, **Dr Sushil Yadav**, com quem aprendi tanto. Os seus conselhos, opiniões e resolução de problemas ajudaram-me muito neste projecto.*

*Agradeço a todos os meus juniores e também à **Dra. Rachita Jain** , **sudha yadav**, **Adarsh ranjan yadav**, estagiária da **Vivek kumar**, pela sua ajuda atempada e entusiástica.*

Por último, mas não menos importante, agradeço aos meus queridos amigos e aos meus votos de felicidade o seu apoio moral e a sua amizade.

Obrigado, a todos.

Dr. Krishna Kishor

INTRODUÇÃO

As glândulas salivares maiores são as parótidas, submandibulares e sublinguais e existem 750 glândulas salivares menores. Os tumores das glândulas salivares são entidades clínicas relativamente raras encontradas na prática clínica quotidiana comum.

As neoplasias das glândulas salivares representam o grupo mais complexo e diversificado de tumores encontrados pelos cirurgiões da cabeça e do pescoço, o seu diagnóstico e gestão são complicados pela sua relativa infrequência, pela quantidade limitada de informação pré-tratamento disponível e pela vasta gama de comportamentos biológicos observados. Embora a anatomia da glândula salivar tenha sido descrita desde 160 d.C., a delineação da anatomia da glândula salivar está em constante evolução, intrincada e complexa1.

Os tumores das glândulas salivares têm geralmente um crescimento lento e estão presentes há vários anos antes de os doentes procurarem aconselhamento médico. Como a maioria deles são de natureza benigna e devido à falta de consciência de saúde no nosso meio, o número de pacientes que procuram o tratamento é menor. Assim, os pacientes com os tumores malignos apresentam-se muito tardiamente e necessitam de um tratamento radical que carrega uma morbilidade elevada.

O tratamento adequado destes tumores requer um diagnóstico preciso pelo patologista, uma correlação clínica correcta pelo cirurgião, anatomia cirúrgica precisa com indicação clara dos factores que levam a complicações, especialmente a lesão do nervo facial devido à sua relação íntima com a glândula parótida.

Os tumores envolvem principalmente a parótida, mas podem envolver as glândulas submandibulares e as glândulas salivares menores. Os tumores sublinguais das glândulas são extremamente raros. A maioria dos tumores parotídeos é benigna, sendo o adenoma pleomórfico o mais comum, seguido do tumor de Warthin. O Carcinoma Muco-epidermoide é a malignidade mais comum do parótido. Os malignos são mais comuns nas glândulas submandibulares e glândulas salivares menores.

A cirurgia é o pilar da gestão e a Parotidectomia Superficial Conservadora é a cirurgia mais comummente realizada. A intimidade do nervo facial com a glândula parótida predispõe à lesão intra-operatória e o objectivo de cada cirurgião é delinear a anatomia do nervo facial e minimizar as complicações pós-operatórias. Isto levou à evolução das técnicas cirúrgicas ao longo de um período de tempo.

As neoplasias das glândulas salivares são raras, constituem 3-4% dos tumores da cabeça e pescoço 70-80% das neoplasias das glândulas salivares ocorrem na glândula parótida, das quais 80% são benignas, 20% são malignas, dos 80% benignos são adenomas pleomórficos. [2] Os tumores das glândulas sub-mandibulares constituem 22% dos tumores e os tumores das glândulas sublingual constituem 8% de todos os principais tumores das glândulas salivares. Nas glândulas salivares sub-mandibulares, 50% dos tumores benignos e o repouso são malignos. Nas glândulas sublinguais 85% são malignas e apenas 15% são benignas. A incidência de malignidade nas glândulas submandibulares é superior à da glândula parótida e o prognóstico é pior do que o de malignidades parótidas3.

Existe uma grande confusão na gestão adequada dos tumores das glândulas salivares. É importante detectar tumores benignos e malignos das glândulas salivares no pré-operatório para planear o tratamento e preparar o paciente e o cirurgião para uma melhor cirurgia dos tumores malignos. Embora o carcinoma da glândula salivar seja uma doença pouco comum, representando menos de 1% de todas as neoplasias malignas da cabeça e do pescoço, constitui um desafio para o cirurgião e para o oncologista radiologista. Estes tumores apresentam uma apresentação clínica diversificada em função do estádio e do grau dos tumores.

A probabilidade, então, de um tumor da glândula salivar ser maligno é mais ou menos inversamente proporcional ao tamanho da glândula. Embora se saiba que os tumores benignos estão presentes normalmente desde há muitos meses a vários anos antes de serem detectados mais rapidamente, provavelmente devido ao seu crescimento mais rápido, o que sugere a alteração maligna. Em última análise, não existem critérios fiáveis para diferenciar, por razões clínicas, as lesões benignas das malignas e a avaliação morfológica é necessária. [4]

A FNAC é uma nova ferramenta de diagnóstico, ideal para tumores salivares devido à sua localização superficial, facilidade de acesso e elevada precisão diagnóstica. Novas modalidades de imagiologia ajudam a planear a cirurgia. A radioterapia é um importante complemento ao tratamento e o acompanhamento regular dos pacientes é essencial.

A probabilidade, então, de um tumor da glândula salivar ser maligno é mais ou menos inversamente proporcional ao tamanho da glândula. Embora se saiba que os tumores benignos estão presentes normalmente desde há muitos meses a vários anos antes de serem detectados mais rapidamente, provavelmente devido ao seu crescimento mais rápido, o que sugere a alteração maligna. Em última análise, não existem critérios fiáveis para diferenciar, por razões clínicas, as lesões benignas das malignas e a avaliação morfológica é necessária.
Apesar da diversidade de tumores salivares malignos, é possível identificar pacientes com características prognósticas adversas significativas, que podem ser detectadas clinicamente. Em conclusão, os factores como a idade avançada, o local do tumor e a modalidade de tratamento podem prever uma taxa de sobrevivência de 5 anos nos tumores das glândulas salivares5.

A sobrevivência na malignidade da parótida é influenciada por múltiplos factores. Pacientes com múltiplas características de mau prognóstico incluem a extensão extraglandular, histologia tumoral agressiva e doença nodal, que exibirá sobreviventes mais pobres e poderá ser candidata a protocolos de tratamento agressivo6.

<u>ANATOMIA DAS GLÂNDULAS SALIVARES</u>

Definição

Uma Glândula Salivar é definida como "Qualquer célula ou órgão que descarrega a sua secreção directamente na cavidade oral". As glândulas salivares são glândulas exócrinas compostas, tubulo-acinares cujas condutas se abrem para a cavidade oral, sendo cada uma anatomicamente, histologicamente e funcionalmente única. As glândulas salivares são classificadas convencionalmente em glândulas salivares maiores e glândulas salivares menores.

Glândulas Salivares Maiores

As glândulas salivares principais são as glândulas secretoras pareadas, que comunicam com a cavidade oral através de uma ou mais condutas extra-glandulares, situadas a alguma distância da mucosa oral. As glândulas salivares maiores são:

1. Glândulas parótidas.

2. Glândulas sub-mandibulares.

3. Glândulas sublinguais.

Glândulas Salivares Menores

As glândulas salivares menores são aglomerados de tecido salivar deitado na mucosa ou sub-mucosa e que se abrem para a cavidade oral através de múltiplos canais colectores de excrementos, sobre a superfície epitelial da mucosa, directa ou indirectamente. As glândulas salivares menores compreendem as glândulas linguais anteriores, labiais, bucais e palatinas em relação à mucosa da língua, lábios, bochecha e céu da boca, respectivamente. Estima-se que estejam presentes mais de 750 glândulas salivares menores.

Glândulas Salivares Ectópicas

Estas glândulas podem estar presentes em qualquer um dos seguintes locais, ou seja, pálpebras, lacrimais

Embriologia

A sequência exacta da embriogénese das glândulas salivares é incompletamente compreendida. As glândulas salivares derivam da placa stomodial que possui uma camada ectodérmica anterior e uma camada endodérmica posterior.

A parótida desenvolve-se sobretudo, a partir da quarta semana de vida intra-uterina, a partir de um sulco alongado que corre dorsalmente do ângulo da boca, entre o arco mandibular e o processo maxilar. O sulco é convertido num tubo, perde a sua ligação com o epitélio da boca, excepto na sua extremidade ventral, e cresce dorsalmente para a substância da bochecha. O tubo persiste como tubo parotídeo; a extremidade cega prolifera para formar a glândula. O epitélio periférico ramifica-se dicotomicamente e prolifera para formar o corpo da glândula parótida. As células acinares ocorrem a partir de acinídeos pré-existentes e outras células de origem ductal. A condensação do mesênquima que envolve a parótida em desenvolvimento ocorre mais tarde na vida embrionária. A origem das células mio-epiteliais não é conhecida. À medida que a glândula arbórea vai surgindo posteriormente, o nervo facial migra anteriormente.

medida que a ramificação do canal parótido e a migração do nervo facial ocorrem antes da condensação do mesênquima, a glândula parótida e o nervo facial desenvolvem uma relação íntima1. A glândula mandibular começa a desenvolver-se até à 6ª semana de vida embrionária. Ao contrário da parótida, ela se desenvolve como uma estrutura relativamente discreta com condensação precoce do mesênquima. Desenvolve-se como um crescimento epitelial a partir do chão da ranhura linguo-gengival. As glândulas sublingual começam a desenvolver-se na 8ª semana de vida intra-uterina como um número de pequenos espessamentos epiteliais na ranhura linguo-gengival.

ANATOMIA CIRÚRGICA DAS GLÂNDULAS SALIVARES

Anatomia Cirúrgica da Glândula Parótida

"PARA": Ao redor; ao lado de. "OTIC": Da Orelha

A glândula parótida é a maior das principais glândulas salivares. É uma massa irregular em forma de cunha, lobulada, amarelada, deitada abaixo do meato acústico externo, entre a mandíbula e o esternocleidomastóide, envolvendo a borda posterior do ramo ascendente da mandíbula. Em 20% dos casos, a superfície superficial da glândula estende-se medialmente para cobrir uma porção do músculo masseter, onde uma pequena parte deste se encontra entre o arco zigomático acima e o ducto parotídeo abaixo; esta porção da glândula denominada "lobo acessório" da parótida (**pars accessoria** ou **socia parotidis**). A glândula está fechada dentro de uma cápsula derivada da fáscia cervical profunda. O nervo facial divide a glândula em lóbulos superficiais e profundos.

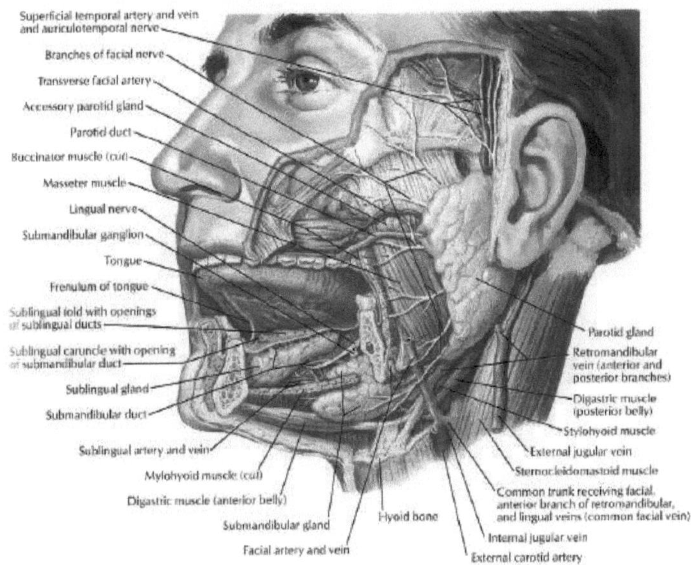

Arquitectura generalizada de uma glândula salivar

A glândula parótida é como uma pirâmide de três lados invertidos e achatados; apresenta uma pequena superfície superior, uma antero-medial superficial, uma postero-medial e uma superfície lateral. A superfície superior representa a base da pirâmide invertida, e a própria glândula cónica num vértice inferior rombo. A superfície superior é côncava e está relacionada com a parte cartilaginosa do meato auditivo externo e com a superfície posterior da articulação têmporo-mandibular. O ápice da glândula sobrepõe-se à barriga posterior do músculo digástrico e ao triângulo carotídeo numa extensão variável. A superfície lateral superficial está coberta de pele e fáscia superficial, contendo ramos faciais do grande nervo auricular, os gânglios linfáticos parotídeos superficiais e a borda posterior da platysma. A borda posterior do ramo do ramo da mandíbula sulca a superfície ântero-medial. Cobre a parte póstero-inferior do masséter, o aspecto lateral da articulação têmporo-mandibular e a parte adjacente do ramo mandibular. A superfície póstero-medial é moldada ao processo mastoideo e esternocleidomastoideo, e a barriga posterior do digástrico, o processo estilóide e o grupo estilóide de músculos. A artéria carótida externa sulca esta superfície antes de entrar na glândula.

Estruturas no interior da Parotid Gland

O plano fascio-venoso do Patey, no qual a veia retro-mandibular e os ramos do nervo facial dividem arbitrariamente a glândula em parte superficial e profunda. A anatomia é notavelmente consistente com o nervo e os seus ramos deitados apenas superficialmente nas veias[1,2].

As estruturas anatómicas importantes que atravessam a glândula são:

1. A parte terminal da artéria carótida externa que entra pela superfície póstero-medial, dividindo-se na artéria maxilar e na artéria temporal superficial.

2. A veia Retro-mandibular formada na parte superior da glândula pela confluência da veia Maxilar e da veia temporal superficial. A veia Retro-mandibular une-se à veia auricular posterior para formar a veia Jugular Externa.

3. O nervo facial atravessa a glândula através de um plano superficial, entra na glândula através da parte superior da superfície póstero-medial; passa antero-inferiormente atrás da superfície posterior do ramo da mandíbula para se dividir em duas divisões:

O Temporo-facial e o Cervico-facial.

Os ramos terminais resultantes destas divisões que saem através do aspecto antero-medial do glândula são:

- Temporal

- Zygomatic

- Buccal

- Mandibular

- Cervical.

O Duto Parotid (Sinónimo: DUCT de STENSON)

É uma conduta de 5cm de comprimento, começa pela confluência de dois ramos principais dentro da parte anterior da glândula, atravessa o masséter, e na borda anterior do masséter gira para dentro quase em ângulo recto, passando pelo corpo adiposo da bochecha e perfura o bucinador. Em seguida, percorre uma pequena distância obliquamente para a frente entre o bucinador e a mucosa da boca, abrindo-se sobre uma pequena papila na superfície oral da face oposta à coroa do segundo dente molar superior. Ao atravessar o masséter, recebe a conduta do lóbulo acessório.

Cápsula de Parótida:

A glândula parótida está fechada dentro de uma cápsula parótida inabalável derivada da camada de revestimento da fáscia cervical profunda, A inflamação aguda da glândula parótida (sialadenite aguda) pode causar uma dor requintada na região pré-auricular em resultado do alongamento

da cápsula e estimulação do grande nervo auricular, A dor é normalmente exacerbada às refeições quando o estímulo gustativo à glândula resulta em mais turgor dentro da cápsula, As causas de sialadenite aguda incluem obstrução do canal parotídeo (cálculo, tampão de muco e restrição do canal) e papeira. Devido à natureza inabalável da fascia parotídea, a **flutuação é um sinal muito tardio no abcesso parotídeo**.

Fornecimento Vascular e Drenagem Linfática

A glândula parótida recebe o seu suprimento arterial da artéria carótida externa e dos seus ramos dentro e perto da glândula. As veias drenam para a veia jugular externa através de tributários locais.

Os gânglios linfáticos ocorrem na pele que cobre a glândula parótida (gânglios pré-auriculares) e na substância da glândula. Existem normalmente 10 gânglios linfáticos presentes na glândula; a maioria encontra-se na parte superficial da glândula acima do plano relacionado com o nervo facial. A linfa da glândula parótida drena para os gânglios linfáticos cervicais profundos superiores.

Conservação de Parotid Gland

1. As fibras **parassimpáticas** são **secreto-motoras**. Chegam à glândula através do nervo **auriculotemporal.** As fibras pré-ganglionares começam no núcleo salivar inferior, passam através do **nervo glossofaríngeo**, do seu ramo timpânico (**também chamado nervo de Jacobson**), do plexo linfático e do nervo petrosal inferior e se reencaminham no gânglio óptico. As fibras pós-ganglionares passam através do nervo aurículo-temporal e atingem a glândula parótida.

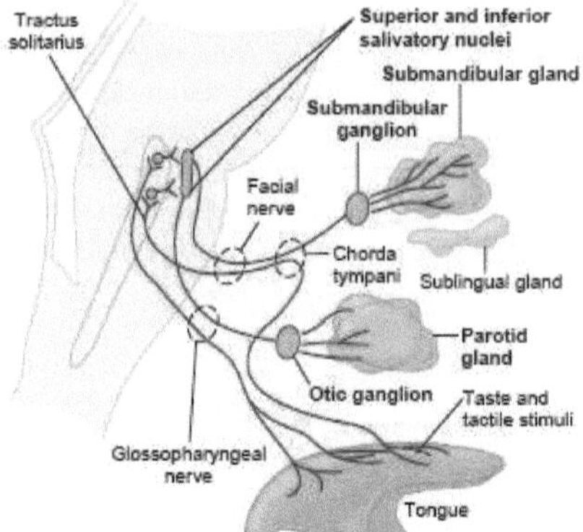

Regulação nervosa parassimpática da secreção salivar.

2. **Os nervos simpáticos** são **vasomotores** e derivam do plexo em torno da artéria carótida externa.

3. Os nervos sensoriais da glândula vêm do nervo **aurículo-temporal**, mas as fibras sensoriais do grande nervo auricular inervam a fáscia parotídea.

Marcação de Superfície

A Parotid Gland: A glândula parótida é marcada pela união dos quatro pontos seguintes.

a) O primeiro ponto no limite superior da cabeça do mandíbula.

b) Segundo ponto imediatamente acima do centro do músculo masséter.

c) Terceiro ponto póstero-inferior ao ângulo da mandíbula.

d) O quarto ponto na parte superior da fronteira anterior do processo mastoideo. A borda anterior da glândula parótida é obtida através da união dos pontos a,b,c. A margem posterior é obtida através da união dos pontos c,d. A borda superior curva com a sua concavidade dirigida para cima e para trás, unindo os pontos a-d através do lóbulo da orelha.

Conduta parotídea: Para marcar esta conduta, traçar primeiro uma linha que une os seguintes pontos.

a) Um ponto na borda inferior do trago.

b) Um segundo ponto a meio caminho entre o ala do nariz e a margem vermelha do lábio superior. O terço médio desta linha representa a conduta parotídea.

NERVO FACIAL:

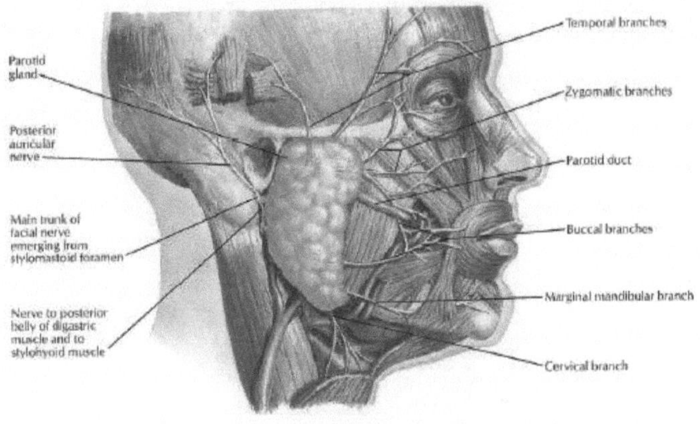

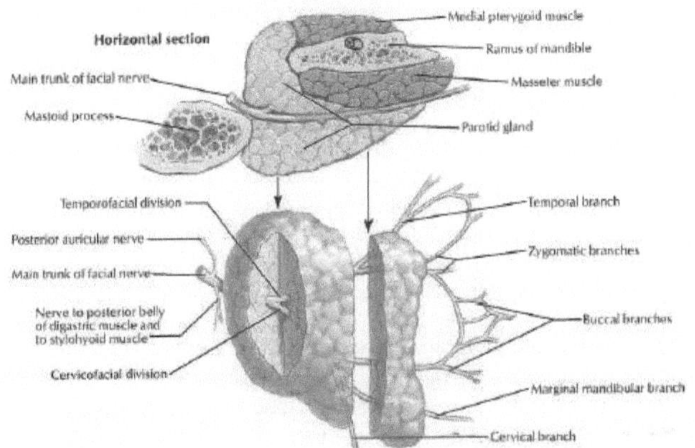

Anatomia e Ramos do Nervo Facial em relação à Parótida.

O nervo facial emerge da base do crânio no forame estilomastóide e quase imediatamente liberta os nervos para a barriga posterior do digástrico e estilóide, e o nervo auricular posterior, que fornece a barriga occipital do occipito-frontalis e alguns dos músculos auriculares. O nervo entra em seguida na glândula parótida no alto da sua superfície póstero-medial e passa para a frente e para baixo atrás do ramo mandibular. Dentro da substância da glândula ramifica-se em troncos superiores (**Temporo-faciais**) e inferiores (**Cervico-faciais**), geralmente logo atrás e superficial à veia retro-mandibular. O ponto em que o tronco principal se separa nestas duas ou três divisões principais é designado por pes anserinus. Os troncos ramificam-se ainda para formar um plexo parotídeo (**Pes anserinus**). Cinco ramos terminais principais surgem do plexo, divergem dentro da glândula e saem pela sua superfície anteromedial, medial à sua margem anterior, para fornecer os músculos de expressão facial. Davis et al. (1956)[11] descreveram seis padrões anastomóticos distintos, como se segue:

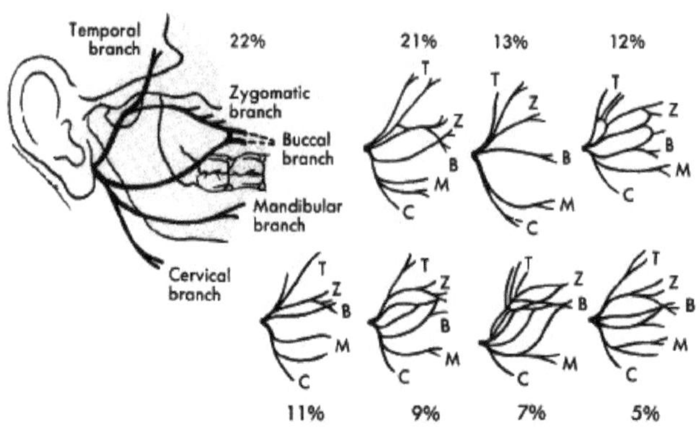

Variações nos Padrões de Branchamento do Nervo Facial.

Numerosos estudos de micro dissecção demonstraram que os padrões de ramificação e as anastomoses entre ramos, tanto na parótida como na face, apresentam variações individuais consideráveis: o relato que se segue é, por conseguinte, uma visão geral. Em termos cirúrgicos, estes padrões de ramificação são importantes e, presumivelmente, explicam por que razão a divisão acidental ou deliberada de um pequeno ramo não resulta frequentemente na fraqueza esperada do nervo facial.

O ramo temporal divide-se geralmente em rami anterior e posterior pouco depois de perfurar a fáscia parotido-massetérica abaixo do arco zigomático; existe frequentemente um ramo médio (frontal). Estes rami atravessam o arco em tecido subcutâneo e acima do arco situam-se no espaço sub-galego, onde o seu curso é extremamente variável. Os ramos fornecem músculos intrínsecos na superfície lateral da aurícula, e os músculos auriculares anterior e superior, e comunicam com o ramo zigomático-temporal do nervo maxilar e o ramo aurículo-temporal do nervo mandibular.

Os ramos mais anteriores fornecem a barriga frontal do occipito-frontalis, orbicularis oculi e corrugador, e juntam os ramos supra-orbitais e lacrimais do nervo oftálmico. Os ramos zigomáticos são geralmente múltiplos. Atravessam o osso zigomático até ao canthus lateral do olho e fornecem orbicularis oculi; podem também fornecer músculos inervados pelo ramo vestibular.

Os ramos comunicam com filamentos do nervo lacrimal e do ramo Zigomático-facial do nervo maxilar, sendo o ramo bucal geralmente único. Tem uma estreita relação com o canal parotídeo durante cerca de 2,5 cm depois de emergir da glândula parótida, e encontra-se tipicamente abaixo do canal. Os ramos superficiais correm sob a gordura subcutânea e o sistema músculo-aponeurótico superficial (SMAS). Alguns ramos passam em profundidade para procerus e unem os nervos nasais infratroclaros e externos.

Os ramos profundos superiores fornecem zigomaticus major e levator labii superioris, e formam um plexo infra-orbital com os ramos labiais superiores do nervo infra-orbital. Também fornecem anguli oris levator, zygomaticus minor, levator labii superioris alaequae nasi e os pequenos músculos nasais: estes ramos são por vezes descritos como ramos zigomáticos inferiores. Os ramos profundos inferiores fornecem o buccinador e orbicularis oris; comunicam com filamentos do ramo vestibular do nervo mandibular.

Existem normalmente dois ramos mandibulares marginais. Eles correm para a frente em direção ao ângulo da mandíbula sob platysma, e depois giram para cima ao longo do corpo da mandíbula para passar sob angulação depressor. Os ramos fornecem risorius e os músculos do lábio inferior e queixo, e os filamentos comunicam com o nervo mental.

O ramo mandibular marginal tem uma importante relação cirúrgica com o bordo inferior da mandíbula. O ramo cervical emerge da parte inferior da glândula parótida e corre antero-inferior sob platysma até à parte frontal do pescoço. Tipicamente único, fornece platysma e comunica com o nervo cervical cutâneo transversal. Os ramos cutâneos do nervo cutâneo facial acompanham o ramo auricular do vago; acredita-se que estes ramos interiorizam a pele em ambos os aspectos auriculares, na depressão concha e sobre a sua eminência.

Lesões dos nervos faciais:

O nervo facial é rotineiramente isolado como parte de uma operação de parotidectomia superficial, normalmente no tratamento do tumor parotídeo - quando a parte da glândula deitada superficial ao plano do nervo facial é removida. Embora todos os ramos do nervo facial estejam preservados, existe frequentemente alguma fraqueza facial pós-operatória causada por hematomas e isquemia do nervo, que pode resultar da desmielinização temporária das fibras nervosas. Embora isto possa afectar todos os ramos do nervo facial, a fraqueza limita-se frequentemente ao território interior do ramo marginal mandibular e manifesta-se por uma fraqueza do lábio inferior do lado afectado. Isto porque as arcadas anastomóticas entre o ramo marginal mandibular e outros ramos do nervo facial são relativamente raras, enquanto que são abundantes entre os vários ramos da divisão temporofacial e o ramo vestibular da divisão Cervico-facial do nervo facial.

Anatomia Cirúrgica da Glândula Salivar Submandibular

As glândulas submandibulares são chamadas glândulas submaxilares que residem no espaço submandibular dentro do triângulo digástrico e por baixo e à frente do ângulo da mandíbula. Pesam cerca de 7-8 gm. A glândula submandibular é de forma irregular e aproximadamente do tamanho de uma nogueira. É constituída por uma parte superficial maior e uma parte profunda mais pequena, contínuas entre si em torno da borda posterior do miohióide. É uma glândula sero-mucosa (mas predominantemente serosa).

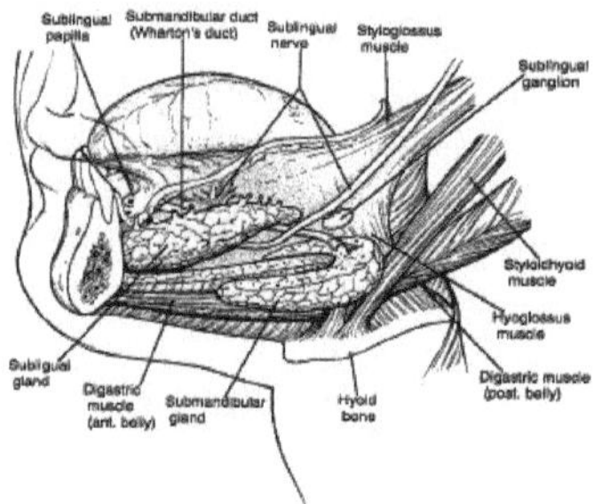

Anatomia da Glândula Sub-mandibular

A palpação bi-digital ou bimanual da glândula sub-mandibular com o dedo indicador colocado no chão da boca e o polegar colocado mesmo à frente do ângulo da boca ajudam a determinar a fixação das massas sub-mandibulares às estruturas circundantes.

Parte superficial da glândula sub-mandibular A parte superficial da glândula está situada no triângulo digástrico, onde se estende para a frente até à barriga anterior da glândula digástrica e para trás até ao ligamento estilomandibular, pelo qual está separada da glândula parótida. Acima, estende-se medialmente ao corpo da mandíbula. Por baixo, sobrepõe-se normalmente ao tendão intermédio do digástrico e à inserção do estilóide. Esta parte da glândula sub-mandibular apresenta superfícies inferiores, laterais e mediais, estando parcialmente fechada entre duas camadas de fáscia cervical profunda que se estendem desde o maior cornua do osso hióide.

A camada superficial é ligada à borda inferior da mandíbula e cobre a superfície inferior do gargalo. A camada profunda está ligada à linha miohióide na superfície medial da mandíbula e cobre a superfície medial da glândula. A superfície inferior coberta pela pele, platysma e fáscia profunda é atravessada pela veia facial e ramo cervical do nervo facial. A superfície lateral está relacionada com a fossa sub-mandibular na superfície medial do corpo da mandíbula e a fixação mandibular do pterigóides mediais. A artéria facial sulca a sua parte póstero-superior, encontra-se numa primeira profundidade até à glândula e depois emerge entre a sua superfície lateral e a fixação mandibular do pterigóides mediais para atingir a borda inferior da mandíbula. A superfície medial está relacionada anteriormente com o milohyoid, do qual o nervo milohyoid e os vasos e ramos dos vasos sub-mentais o separam. Mais tarde, está relacionada com a perda de estólogo, o ligamento estilóide e o nervo glossofaríngeo, que o separam da faringe. Na sua parte intermédia, a superfície medial está relacionada com o hialoglosso, do qual é separado pelo estóloco, o nervo lingual, o gânglio sub-mandibular, o nervo hipoglosso e a veia lingual profunda (sequencialmente de cima para baixo). Abaixo, a superfície medial está relacionada com o músculo estilóide e a barriga posterior da digástrica.

Parte profunda da glândula submandibular

A parte profunda da glândula estende-se para a frente até à extremidade posterior da glândula sublingual. Encontra-se entre o infero-lateral do milohióide, o hioglossus e o styloglossus medialmente, o nervo lingual superior, e o nervo hipoglossal e a veia lingual profunda inferior.

Fornecimento vascular e drenagem linfática

Os vasos linfáticos drenam para o grupo cervical profundo dos gânglios linfáticos (**particularmente o gânglio jugulo -omohyoid**), interrompidos pelos gânglios submandibulares.

A alimentação de secreto-motor à glândula submandibular deriva do gânglio submandibular. Trata-se de um pequeno corpo fusiforme, que se encontra na parte superior do hialoglosso. Existem células ganglionares adicionais no hilo da glândula. Tal como os gânglios ciliar, pterigo-palatino e ótico, o sub-mandibular é um gânglio parassimpático periférico. É superior à parte profunda da glândula submandibular e inferior ao nervo lingual, sendo suspenso deste último por filamentos anteriores e posteriores. Embora relacionado com o nervo lingual, o **gânglio está ligado funcionalmente ao nervo facial e à sua corda timpânica**, tal como os outros gânglios parassimpáticos cranianos, existem três raízes associadas ao gânglio sub-mandibular. A raiz parassimpática motora é o filamento posterior, que o liga ao nervo lingual. Este transmite fibras pré-ganglionares do núcleo salivar superior, que viajam nos nervos facial, corda timpânica e lingual até ao gânglio, onde se sinaptam. As fibras pós-ganglionares são secreto-motoras para as glândulas salivares sub-mandibulares e sublingual. Algumas fibras podem também atingir a glândula parótida. A raiz simpática é derivada do plexo da artéria facial. É constituída por fibras pós-ganglionares do gânglio cervical superior, que atravessam o gânglio sub-mandibular sem sinapsar. São vasomotoras para os vasos sanguíneos das glândulas sub-mandibulares e sublingual. Cinco ou seis ramos do gânglio alimentam a glândula sub-mandibular e o seu canal. Outras fibras passam através do filamento anterior que liga a glândula sub-mandibular ao nervo lingual e são transportadas para as glândulas sublingual e lingual anterior. As fibras sensoriais são derivadas do nervo lingual.

Conduta Submandibular (Wharton's Duct)

A conduta sub-mandibular tem normalmente 5 cm de comprimento e uma parede mais fina do que a conduta parotídea. Começa a partir de numerosos afluentes na parte superficial da glândula e emerge da superfície medial desta parte da glândula, atrás da borda posterior do miohióide. Atravessa a parte profunda da glândula, passando depois, no início, para cima e ligeiramente para trás durante cerca de 5 mm, sendo esta curva acentuada sobre o bordo livre do miohióide conhecido como o genuíno da conduta. Em seguida, corre para a frente entre o milohyoid e o hyoglossus, passando entre a glândula sublingual e o genioglossus para abrir no chão da boca no cume da papila sublingual, ao lado do frenulado da língua. Encontra-se entre os nervos lingual e hipoglosso em hyoglossus, mas, na borda anterior do músculo, é atravessado lateralmente pelo nervo lingual, cujos ramos terminais ascendem no seu lado medial. Ao atravessar a parte profunda da glândula, o ducto recebe pequenos afluentes que drenam esta parte da glândula. Foi sugerido anteriormente que o genuíno do ducto predispõe à estase da saliva, favorecendo assim a formação de pedra salivar (sialólito), mas isto é algo controverso e largamente não provado. Tal como a glândula parótida, o sistema ducto da glândula sub-mandibular pode ser visualizado por sialografia.

Anatomia Cirúrgica da Glândula Salivar Sublingual

A glândula sublingual é a mais pequena das glândulas salivares principais: cada glândula é estreita, plana, com a forma de uma amêndoa e pesa cerca de 4 g. A glândula sublingual encontra-se sobre o mylohyoid e é coberta pela mucosa do chão da boca, que é levantada como uma prega sublingual. As suas relações são as seguintes:

Acima de tudo: Músculo miohióide.

Anteriormente: Com o seu companheiro do lado oposto.

Posteriormente: Parte profunda da glândula sub-mandibular.

Lateralmente: Mandíbula, acima da parte anterior da linha mylohyoid.

Mediamente: Genioglossus, do qual é separado pelo nervo lingual e pelo ducto submandibular. As glândulas sublinguais são sero-mucosas, mas predominantemente mucosas.

Condutas sublinguais

A glândula sublingual tem 8-20 condutas excretoras. As condutas sublinguais mais pequenas abrem-se, geralmente separadamente, da parte posterior da glândula para o topo da prega sublingüe (algumas delas abrem-se por vezes para a conduta sub-mandibular). Os pequenos rami da parte anterior da glândula formam por vezes um ducto sublingual importante (**ducto de Bartholin**), que se abre com o orifício do ducto sub-mandibular ou próximo deste. Esta conduta pode ser visualizada ocasionalmente num sialograma sub-mandibular.

Abastecimento vascular, Innervation e Lymphatic drainage:

O fornecimento arterial provém do ramo sublingual da artéria lingual e do ramo submental da artéria facial. A inervação é feita através do gânglio sub-mandibular. A drenagem linfática é para os nódulos sub-mentais.

Glândulas Salivares Menores

Existem também aproximadamente 750 glândulas salivares menores espalhadas pela sub-mucosa da cavidade oral, Orofaringe, hipofaringe, laringe, espaço para-faríngeo e Naso-faringe.

As glândulas salivares menores da boca incluem as glândulas labial, vestibular, palatoglossal, palatal e lingual. As glândulas labial e vestibular contêm elementos mucosos e serosos. As glândulas palatoglossal são glândulas mucosas e localizam-se em torno do istmo faríngeo. As glândulas palatais são glândulas mucosas e ocorrem tanto no palato mole como no palato duro. As glândulas linguais anterior e posterior são principalmente mucosas. As glândulas anteriores estão incrustadas no músculo perto da superfície ventral da língua e abertas por meio de quatro ou cinco canais junto ao frenulado lingual e as glândulas posteriores estão localizadas na raiz da língua. As glândulas linguais posteriores profundas são predominantemente serosas. As glândulas serosas de von Ebner ocorrem em torno das papilas circunvaladas, a sua secreção é aquosa e, provavelmente, auxiliam na rajada, espalhando estímulos gustativos sobre as papilas gustativas e lavando-as em seguida.

HISTOLOGIA DAS GLÂNDULAS SALIVARES

As glândulas salivares têm numerosos lóbulos compostos por pequenos lóbulos separados por tecido conjuntivo denso, que é contínuo com a cápsula da glândula e contém condutas (colectoras) excretoras, vasos sanguíneos, vasos linfáticos, fibras nervosas e pequenos gânglios. Cada lóbulo tem um único canal, cujos ramos terminam em "peças finais" secretoras dilatadas, que têm forma tubular ou acinar. A sua secreção primária é modificada à medida que passa por condutas intercaladas, estriadas e excretoras para uma ou mais condutas principais que descarregam a saliva na cavidade oral. Contêm uma quantidade variável de tecido adiposo intra-lobular: os adipócitos são particularmente numerosos na glândula parótida.

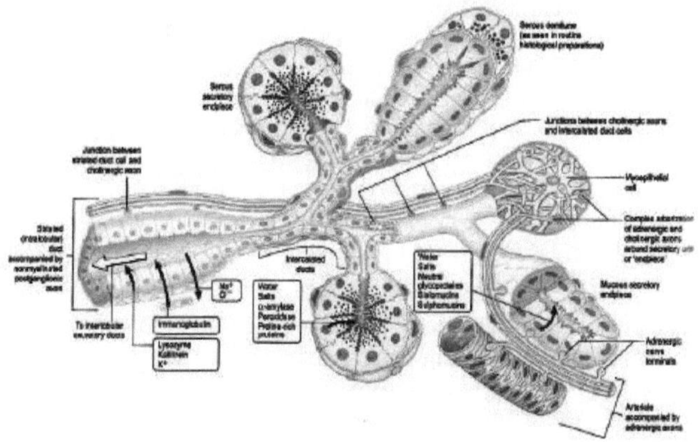

Arquitectura histológica de uma glândula salivar generalizada

Os pedaços finais secretos da glândula parótida humana são quase exclusivamente acinídeos serosos; os túbulos mucosos ou acinídeos são raros. Na glândula submandibular, as unidades secretoras são predominantemente acini serosas, com alguns túbulos mucosos e acini. Os túbulos mucosos estão frequentemente associados a grupos de células serosas nas suas extremidades cegas, aparecendo como demilunas serosas em forma de lua crescente em preparações histológicas de rotina.

No entanto, este parece ser um artefacto de fixação, uma vez que os tecidos preparados por métodos de congelação rápida carecem de demilunas serosas e as células secretoras serosas alinham com as células mucosas em torno de um lúmen comum. Na glândula sublingual,

17

predominam os túbulos mucosos e os acinídeos, mas também ocorrem células serosas, como os acinídeos ou como as demilunas serosas. As células serosas têm aproximadamente uma forma piramidal. Os seus núcleos variam em forma e posição, mas são mais arredondados e situam-se menos basicamente do que nas células mucosas. Apicalmente, o citoplasma é preenchido com grânulos proteicos secretores (zymogen) com elevada actividade amilásica. Além disso, as células serosas secretam calicreína, lactoferrina e lisozima, uma enzima antibacteriana cuja síntese se localizou especialmente nas demilunas serosas das glândulas submandibulares e sublingual, e que é importante na defesa contra os agentes patogénicos orais. Nas glândulas parótidas e submandibulares humanas, os grânulos de zymogen também apresentam uma reacção positiva de coloração per-iodo-ácido-schiff, que indica a presença de polissacáridos, e alguns textos referem-se a estas células como sendo seromucosas. As células mucosas são cilíndricas e têm núcleos basais achatados. O seu apicalcitoplasma é tipicamente embalado com gotas secretoras grandes, pálidas e translúcidas de electrões.

Dutos

As condutas de recolha intercaladas, estriadas (tanto intra-lobulares como extra-lobulares) conduzem consecutivamente a partir das peças finais secretas. As células de revestimento das condutas intercaladas são planas mais próximas da peça final secretora, mas tornam-se cubóides. As condutas intercaladas funcionam principalmente como um conduto para a saliva mas, juntamente com as condutas estriadas, podem também modificar o seu conteúdo de electrólitos e secretar a imunoglobulina A (Ig A). As condutas estriadas são revestidas por um epitélio colunar baixo e são assim chamadas porque as suas células de revestimento têm estrias basais características. Estas últimas são regiões de membrana plasmática basal muito inflexível, entre as quais se encontram colunas de mitocôndrias alinhadas verticalmente. Consequentemente, os núcleos são deslocados pelas estrias basais de uma posição basal ductal típica para uma posição central ou mesmo apical.

A infiltração da membrana plasmática basal e a abundância local de mitocôndrias são características típicas das células epiteliais, que transportam activamente electrólitos. Aqui, as células transportam potássio e bicarbonato para a saliva: produzem saliva hipotónica, reabsorvendo iões sódio e cloreto em excesso de água. As condutas estriadas modificam a composição electrolítica e secretam a Ig A, a lisozima e a calicreína. A Ig A é produzida por plasmócitos sub epiteliais e transportada através da barreira epitelial para ser secretada, depois de dimerizada pelo componente secretor epitelial, para dentro da saliva. Esta é também uma função das células acinares serosas e de outros epitélios secretores, nomeadamente o peito lactante. O sistema ductal intralobular da glândula sublingual está menos desenvolvido que o das glândulas parótida e submandibular. Os ductos colectores são condutas metabolicamente relativamente inertes, que correm dentro dos septos interlobulares do tecido conjuntivo nas glândulas. Transportam saliva para o canal principal, que se abre para a superfície da mucosa da cavidade bucal. O epitélio de revestimento dos ductos colectores é variável. Pode ser pseudo-estratificado em coluna, cuboidal estratificado ou colunar nos ductos maiores, e tem uma camada basal distinta. Torna-se um epitélio escamoso estratificado próximo do orifício vestibular.

Células mioepiteliais

As células mioepiteliais são células contráteis associadas a peças de extremidade secretoras e a grande parte do sistema ductal. Encontram-se entre a lâmina basal e as células epiteliais propriamente ditas. Elas estendem inúmeros processos citoplásmicos em torno da acina serosa e são frequentemente chamadas de células de cesto. As células mioepiteliais associadas às condutas têm uma forma mais fusiforme e são alinhadas ao longo do comprimento da conduta. O seu citoplasma contém abundantes microfilamentos de actina, que medeiam a contracção sob o controlo da estimulação simpática e parassimpática. O escoamento da saliva é assim acelerado através da redução do volume luminal das peças e condutas das extremidades secretoras, contribuindo para a pressão secretora.

FISIOLOGIA DA GLÂNDULA SALIVAR12

Nas glândulas salivares, os grânulos secretores (zymogen) contendo as enzimas salivares são descarregados das células acinares para as condutas. São segregados cerca de 1500 ml de saliva por dia. O pH da saliva das glândulas em repouso é ligeiramente inferior a 7,0, mas, durante a secreção activa, aproxima-se dos 8,0. A saliva contém duas enzimas digestivas: a lipase lingual, segregada pelas glândulas na língua, e a salivar α-amilase, segregada pelas glândulas salivares. A saliva contém também mucinas, glicoproteínas que lubrificam os alimentos, ligam as bactérias e protegem a mucosa oral. Contém também a imunoglobulina secretora Ig A, lisozima, que ataca as paredes das bactérias; a lactoferrina, que liga o ferro e é bacteriostática; e as proteínas ricas em prolinas que protegem o esmalte dentário e ligam os taninos tóxicos.

Características de cada um dos pares de glândulas salivares em humanos

Gland	Histologic type	Secretion	% of total saliva in humans 1.5 L/day
Parotid	Serous	Watery	20%
Submandibular	Mucous	Moderately viscous	70%
Sublingual	Mucous	Viscous	5%

Funções da Saliva

A Saliva desempenha uma série de funções importantes. Facilita a deglutição, mantém a boca húmida, serve como solvente para as moléculas que estimulam o paladar, ajuda a fala facilitando os movimentos dos lábios e da língua e mantém a boca e os dentes limpos. A saliva tem também alguma acção antibacteriana e os pacientes com salivação deficiente (xerostomia) têm uma incidência de cárie dentária superior à normal. Os tampões na saliva ajudam a manter o pH oral em cerca de 7,0. Também ajudam a neutralizar o ácido gástrico e a aliviar a azia quando o suco gástrico é regurgitado para o esófago.

Composição Iónica da Saliva

A composição iónica da saliva varia consideravelmente de espécie para espécie e de glândula para glândula. No entanto, em geral, a saliva segregada no acini é provavelmente isotónica, com concentrações de Na+, K+, Cl-, e HCO3- que se aproximam das do plasma. As condutas excretoras e provavelmente as condutas intercaladas que drenam para dentro delas modificam a composição da saliva, extraindo Na+ e Cl- e adicionando K+ e HCO3-. As condutas são relativamente impermeáveis à água. Assim, com baixos caudais salivares, a saliva que chega à boca é hipotónica, ligeiramente ácida e rica em K+, mas relativamente esgotada de Na+ e Cl-. Quando o fluxo salivar é rápido, há menos tempo para que a composição iónica mude nas condutas. Consequentemente, embora ainda hipotónica nos humanos, a saliva está mais próxima da isotónica, com concentrações mais elevadas de Na+ e Cl-. A aldosterona aumenta a concentração de K+ e reduz a concentração de Na+ da saliva numa acção análoga à sua acção sobre os rins, e observa-se uma elevada relação salivar Na+/K+ quando a aldosterona é deficiente na doença de Addison.

Valores médios das substâncias	Parotid	Submandibular
Fluxo (ml/min/glândula; estimulado)	0.7	0.6
Analitos inorgânicos (meq/l)	20	17
K+	23	21
Na++	23	20
Cl-	20	18
HCO3-	2	3.6
Ca++	0.2	0.3
Mg++	6	4.5
HPO42- (mg/dl)	15	7
Analitos orgânicos (mg/dl)	250	150
Ureia	0.3	0.2
Proteína	3	2
Amoníaco	2.3	105
Ácido úrico	<1	<1
Lysozymes	4	2.0
Glucose	0.1	0.002
IgA	<1	-
Amilase	5.92	5.73
Colesterol	1	-
pH	2-6	2-6
ácidos gordos	1.5	-
lípidos totais		
aminoácidos		

Controlo da actividade das glândulas salivares

A ampla e rápida variação observada na composição, quantidade e taxa de secreção salivar em resposta a vários estímulos sugere um mecanismo de controlo elaborado. A secreção pode ser contínua, mas a um nível de repouso baixo, e pode também ocorrer espontaneamente. É principalmente uma resposta à secagem da mucosa oral e faríngea. Um aumento rápido pode ser sobreposto ao nível de repouso, por exemplo, durante a mastigação ou quando estimulado pela inervação autonómica.

A variação controlada da actividade dos vários tipos de células efetoras salivares (células secretoras serosas, seromucosas e mucosas, células mioepiteliais, células epiteliais de todos os elementos ductais e do músculo liso dos vasos sanguíneos locais) afeta a quantidade e a qualidade da saliva. Não há provas claras de que as hormonas circulantes evoquem a secreção directamente a níveis fisiológicos, mas podem alterar a resposta das células glandulares aos estímulos neurais. O controlo da salivação depende dos impulsos nervosos reflexos. As entradas aferentes ao arco reflexo passam para os centros salivatórios do tronco cerebral, especialmente a partir do sabor e dos mecanorreceptores na boca.

Estão também envolvidas várias outras modalidades sensoriais na boca e em torno dela, por exemplo, o cheiro, para certos aspectos da secreção submandibular no homem. O input aferente é integrado centralmente pelos centros salivares, eles próprios influenciados pelos centros superiores. Estes últimos podem fornecer influências facilitadoras ou inibitórias, o que, presumivelmente, explica a razão pela qual a boca se torna seca sob stress. O impulso eferente para as glândulas passa através dos resultados parassimpáticos e simpáticos dos centros. Sabe-se relativamente pouco sobre as conexões dos neurônios parassimpáticos pré-ganglionares nos centros salivares, e praticamente nada se sabe sobre a localização central dos neurônios simpáticos pré-ganglionares, ou sobre as vias de saída. Não existem mecanismos inibitórios periféricos nas glândulas.

O padrão típico dos detalhes da inervação varia em diferentes glândulas, e com a idade. Apenas as características mais constantes são aqui ilustradas e descritas. Os nervos colinérgicos acompanham frequentemente condutas e arborizados livremente em torno de peças finais secretas, mas os nervos adrenérgicos entram normalmente nas glândulas ao longo das artérias e ramificam com elas. Os principais nervos secreto-motores são predominantemente axônios não mielinizados; os poucos axônios mielinizados que foram vistos são presumivelmente eferentes pré-ganglionares ou aferentes viscerais. Dentro das glândulas, as fibras nervosas entrelaçam-se, de tal forma que os axônios colinérgicos e adrenérgicos se encontram frequentemente em invaginações adjacentes de uma célula de Schwann. A secreção e a vasoconstrição são mediadas por axônios simpáticos separados.

Um único axônio parassimpático pode, através de terminais en passant em série, induzir vasodilatação, secreção e contração mioepitelial. As peças de extremidade secretora são geralmente as estruturas mais densamente enervadas da glândula; as células individuais têm frequentemente uma inervação colinérgica e adrenérgica. A secreção de água e electrólitos, que cria a base para o volume de saliva secretada, é o resultado de um conjunto complexo de processos, que é largamente induzido por impulsos parassimpáticos. A secreção de proteínas é um processo constitutivo contínuo, onde quer que ocorra. A exocitose regulamentada das proteínas pré-embaladas, que é a principal fonte de secreção de proteínas na saliva, depende dos níveis relativos de actividade das fibras simpáticas e parassimpáticas.

 Os elementos ductais das glândulas salivares podem modificar marcadamente a composição da saliva. São menos densamente enervados que as peças secretas da extremidade, mas a sua actividade está também sob controlo neural. A aldosterona adrenal promove a reabsorção do sódio e a libertação de potássio na saliva pelas células ductais estriadas, tal como acontece nos túbulos renais. A contracção mioepitelial é estimulada principalmente pela inervação adrenérgica, mas pode haver um papel adicional para os axónios colinérgicos.

TUMORES DAS GLÂNDULAS SALIVARES12

Etiologia

Desconhece-se a etiologia exacta das neoplasias salivares, bem como a maioria das outras neoplasias malignas. Várias hipóteses têm sido formuladas na etiopatogenia das neoplasias salivares. Acredita-se que a maior parte das neoplasias salivares são decorrentes das células imaturas ou reservadas que são importantes para a renovação dos tecidos. Algumas das hipóteses propostas são:

a) **Genética**: Perda alélica: Usando micro marcadores por satélite, quando os braços autossómicos de todos os cromossomas foram rastreados, o adenoma pleomórfico mostrou áreas com perda de alelos: a perda cromossómica proeminente envolvendo 12q. O estudo também mostrou que o desenvolvimento de carcinoma ex adenoma pleomórfico estava envolvido com múltiplos loci a 9p, 3p e 17p, consistente com a progressão para fenótipo agressivo. A progressão para o carcinoma mostrou perda definitiva de heterozigosidade nos cromossomas 8q, 12q e 17p. Estudos sugerem que a polissomia dos cromossomas 3 e 17 ocorre durante o desenvolvimento de tumores das glândulas salivares, com uma frequência relativamente elevada no carcinoma cístico adenoideano em comparação com o adenoma pleomórfico. A predisposição genética para o desenvolvimento do cancro da glândula salivar tem sido sugerida com base no aumento da frequência identificada nos esquimós.

b) **Infectiva**: Foram formuladas várias hipóteses que incriminam os agentes infecciosos - Caxumba, Cox-sackie, Vírus de Ebstein Barr e Sialadenite bacteriana crónica, mas nenhuma pôde provar de forma concludente tal conceito.

c) **Radiação13**: A Secção de Epidemiologia das Radiações do Instituto Nacional do Cancro publicou um estudo sobre o risco de desenvolvimento de cancro da glândula salivar entre os sobreviventes de bombas atómicas. O estudo mostrou um aumento definitivo do risco de neoplasias salivares entre os sobreviventes de bombas atómicas. O risco mais elevado foi observado no caso do carcinoma muco-epidermoide. Entre os tumores benignos, o tumor de Warthin apresentou a curva de resposta em dose mais elevada.

Entre estes sobreviventes da precipitação nuclear, verificou-se um aumento de 4 a 5 vezes na malignidade salivar e um aumento de 2,6 vezes na ocorrência de tumores benignos. Schneider (1998) mostrou uma clara associação entre a exposição às radiações e os tumores das glândulas salivares. A incidência global de neoplasias das glândulas salivares foi de 1,1 casos por ano por indivíduos irradiados por lakh-irradia. A dose média para as glândulas salivares foi de 4,2±1,7 Gy com um período de latência de 22 anos.

d) **Fumar**: é co-factor no desenvolvimento de tumores decorrentes de oncocitos, como por exemplo, o tumor warthins. Existe um risco de 40% de desenvolvimento deste tumor nos fumadores. O factor ambiental mais importante considerado como co-factor no desenvolvimento de tumores provenientes de oncócitos. Por exemplo: o tumor de Warthin. Existe um risco de 40% de desenvolvimento deste tumor nos fumadores.

e) **Inflamação**: A inflamação recorrente por doença obstrutiva dos canais pode levar a displasia e cancro, especialmente na glândula sub-mandibular.

f) **Idade**: os despedimentos malignos salivares presentes numa idade mais precoce do que a maioria dos despedimentos malignos. As neoplasias benignas são identificadas com uma idade mais jovem de aproximadamente 45 anos.

g) O **sexo**: Os tumores benignos mistos ocorrem com mais frequência em pacientes do sexo feminino, enquanto que os tumores Warthin e malignos ocorrem com mais frequência no sexo masculino.

h) **Hormonas:** As neoplasias das glândulas salivares nas fêmeas aumentaram os níveis dos receptores de estrogénio e também a actividade de ligação à prolactina.

l) **Ocupação:** maior incidência observada na extracção de amianto, fabrico de produtos de borracha e indústrias como o fabrico de calçado, canalizações (exposição a metais) e madeira para a indústria automóvel.

j) **Dieta**: A incidência associada à deficiência em vitamina "A" (Rove et 1970).

k) **Factores ambientais:** Uma incidência associada a carcinogéneos ambientais como borracha, níquel, cádmio, pó de sílica, corantes capilares e conservantes utilizados em alimentos em conserva. Um aumento na incidência de tumores salivares entre os esquimós árcticos foi atribuído à deficiência alimentar em vitamina A.

l) **Outros**: musebeck em 1966 considera que as doenças/ perturbações locais ou gerais da regulação afectam a glândula salivar para contribuir para a produção de tumores, nomeadamente o adenolinfoma

Classificação dos Tumores de Glândulas Salivares
Classificação da OMS (Thackeray e Sobin 1974)[8]

1. Tumores epiteliais

A) Adenomas

1) Adenoma Pleomórfico (Tumores Mistos).

2) Adenomas mono-mórficos

a. Adenolinfoma

b. Adenoma de Oxyphil

c. Outros tipos

B) Tumor muco-epidermoide

C) Tumor de células acínicas

D) Carcinomas

a. Carcinoma cístico adenoideanoide

b. Adenocarcinoma

c. Carcinoma epidermoide

d. Carcinoma indiferenciado

e. Carcinoma ex-pleomórfico adenoma (Tumor maligno misto)

2. 2. Tumores não epiteliais

3. Tumores não classificados

4. Condições Aliadas:

a. Lesão linfo-epitelial benigna

b. Sialose

c. Oncocitose.

Classificação Histológica revista da OMS10[.11]

I. Adenomas

1.1 Adenoma pleomórfico

1.2 Mioepitelioma (Myoepithelial adenoma)

1.3 Adenoma de células basais

1.4 Tumor warthin (adenolinfoma)

1.5 Oncocitoma (adenoma oncocítico)

1.6 Adenoma canalicular

1.7 Adenoma sebáceo

1.8 Papiloma ductal

1.8.1 Papiloma ductal invertido

1.8.2 Papiloma intraductal

1.8.3 Sialadenoma papilliferum

1.9 Cistadenoma

1.9.1 Cistadenoma papilífero

1.9.2 Cistadenoma mucinoso

II. Carcinomas

2.1 Carcinoma acínico celular

2.2 Carcinoma Mucoepidermoide

2.3 Carcinoma cístico adenoideanoide

2.4 Adenocarcinoma polimórfico de baixo grau

2.5 Carcinoma epitelial - mioepitelial

2.6 Carcinoma das células basais

2.7 Carcinoma sebáceo

2.8 Cistadenocarcinoma papilífero

2.9 Adenocarcinoma mucinoso

2.10. Carcinoma oncocítico

2.11. Carcinoma das condutas salivares

2.12 Adenocarcinoma (não especificado de outro modo)

2.13 Mioepitelioma maligno (carcinoma mioepitelial)

2.14. Carcinoma em adenoma pleomórfico

2.15. Carcinoma de células escamosas

2.16. Carcinoma das pequenas células

2.17 Carcinoma indiferenciado

2.18 Outro carcinoma

III. Tumores não epiteliais

IV. Linfomas malignos

V. Tumores secundários

VI. Tumores não classificados

VI. Tumores não classificados

VII. Condições semelhantes a rumores:

7.1. Sialadenose

7.2 Oncocitose

7.3 Necrotizing sialometaplasia (enfarte das glândulas salivares)

7.4 Lesão linfoepitelial benigna

7.5 Cisto da glândula salivar

7.6. Sialadenite esclerosante crónica da glândula submandibular (tumor de Kuttner)

7.7 Hiperplasia linfóide cística na SIDA

HISTOPATOLOGIA DOS TUMORES DAS GLÂNDULAS SALIVARES

Tumores benignos

Aproximadamente 80-90% dos tumores parotídeos são benignos, 50% dos tumores das glândulas submandibulares são benignos e nas glândulas sublingual apenas 15% são benignos.

Adenoma Pleomórfico (Tumor Benigno Misto)[17,18,19] :

Representa 60-70% de todas as neoplasias das principais glândulas salivares. Aproximadamente 84% destes tumores estão localizados na glândula parótida, 8% na glândula submandibular e 0,5% na glândula sublingual. A incidência de malignidade em tumores benignos mistos varia entre 2-10%, dependendo da duração do inchaço.

Grosseiramente: É irregular, lobulado e relacionado com o patrão, com uma consistência elástica e resistente. A secção cortada é cinzenta ou azul, dependendo da quantidade de tecido condróide e da proporção relativa de epitélio e estroma presente.

Microscopicamente: Aspecto histológico variado em diferentes tumores e em diferentes partes de um mesmo tumor. A cápsula é penetrada por inúmeros "pseudopods" que se estendem para além da cápsula. Um tumor tipicamente misto tem um aspecto bifásico resultante da mistura íntima de epitélio e estroma. A maior parte do componente epitelial é glandular; raramente podem ser vistos focos de metaplasia escamosa com tampões queratinosos intra-luminais acompanhantes. Encontram-se misturas de células mio-epiteliais ductais e células mesenquimais de tecido mucóide, mixtoide, condróide e hialina. Raramente podem estar presentes osso e gordura. O adenoma pleomórfico possui um estroma pleomórfico com elementos pseudocartilagenosos, linfóides, mixóides e fibrosos para além das células epiteliais. A raridade das figuras mitóticas e a ausência de necrose são de ajuda no diagnóstico com a neoplasia maligna.

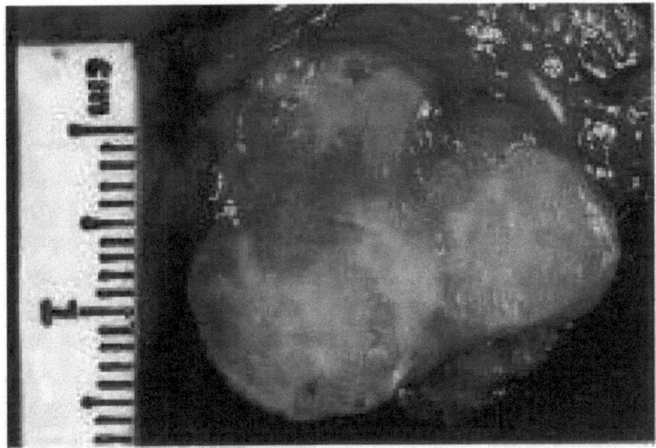

Aspecto bruto de três tumores mistos benignos da glândula parótida.

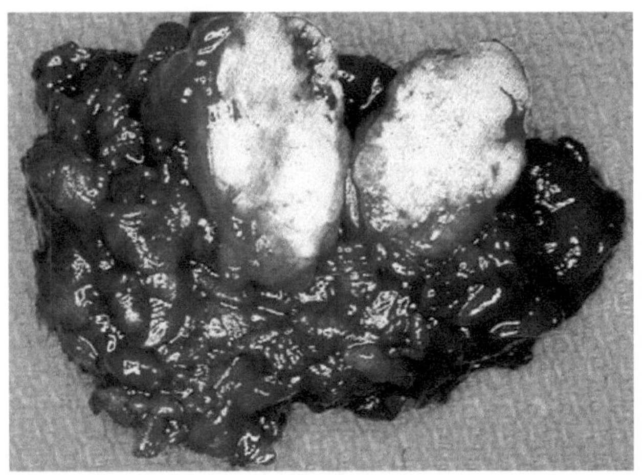

Aspecto bruto de tumores mistos benignos da glândula parótida.

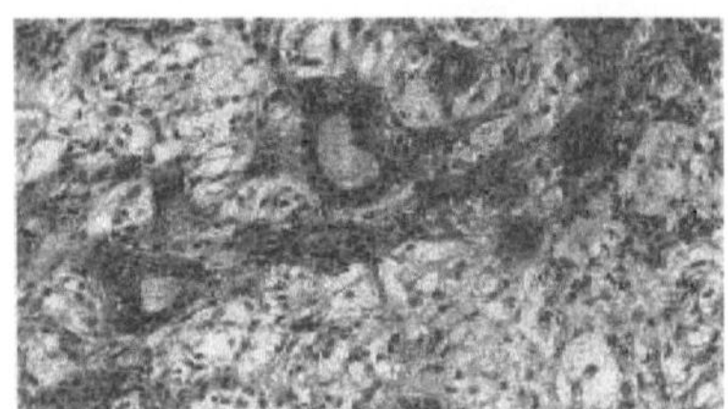

Aspecto microscópico de tumor misto benigno.

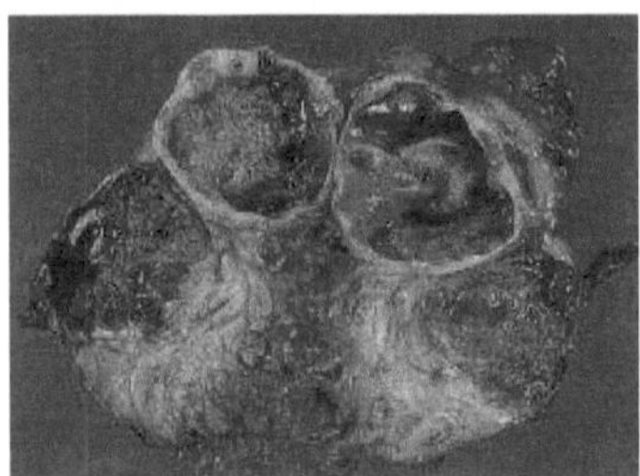

Aspecto bruto do Tumor de Warthin da glândula parótida

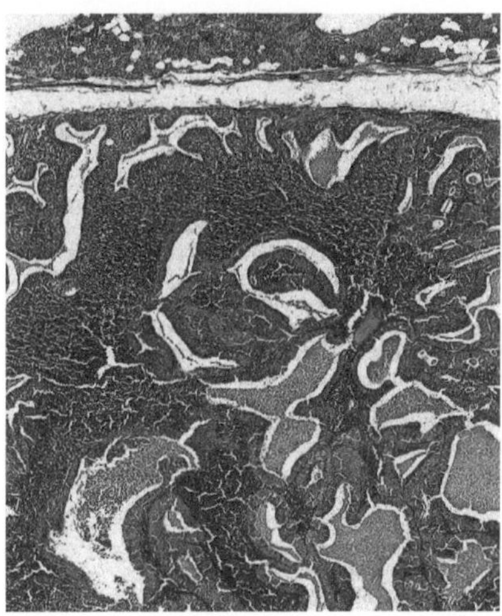

Microscopia do Tumor de Warthin da glândula parótida

Warthin's Tumor17[,18,19,20]

(Sinônimo: Cistadenoma Papilar Linfomatoso, Adenolinfoma)

É a 2ª neoplasia benigna mais comum ao lado do adenoma pleomórfico, representando 10-15% de todos os tumores parotídeos. Encontra-se quase exclusivamente na glândula parótida17,10% dos tumores são **bilaterais** e **multicêntricos**. Segundo a teoria amplamente aceite, o tumor de Warthin tem origem num ducto salivar heterotópico nos gânglios linfáticos da glândula parótida, tanto no interior como no exterior do parênquima. Mais frequentemente nos homens e na parótida e a relação estatística com o tabagismo tem sido encontrada. A malignidade que se desenvolve no tumor de Warthin é um acontecimento extremamente raro. O tumor de Warthin pode ocorrer simultaneamente com adenomas pleomórficos, vários tipos de carcinoma e linfomas malignos21.

Grosseiramente: É bem circunscrito, suave e cístico. A secção cortada apresenta uma massa lisa e lobulada com componentes císticos contendo mucóide, acastanhada ou esverdeada. É composto por **dupla camada de epitélio colunar** com **projecções papilares** nos espaços císticos com tecidos linfóides no estroma.

Microscopia: O tecido linfóide é proeminente frequentemente com centros germinativos. Isto levou à sugestão honrosa do tempo de que a lesão tem origem nos ductos excretores localizados nos gânglios linfáticos intracaróticos. Cobrindo a superfície deste tecido linfóide encontram-se grandes células epiteliais com citoplasma eosinofílico semelhante aos oncócitos observados no Adenoma Oxyphil.

Oncocitoma17,[18] (Adenoma de Oxyphil)

Representa <1% dos tumores das glândulas salivares. São geralmente benignos e são originários de células oxifílicas chamadas oncocitos. A maioridade ocorre na parótida, mas as ocorrências na glândula submandibular estão documentadas. 20% dos doentes tiveram radioterapia ou exposição profissional prolongada.

Grosseiramente: Tumores sólidos bem circunscritos e encapsulados. Normalmente de cor bronzeada pequena e característica.

Microscopia: A marca do Oncocitoma é a presença de oncócitos - Células grandes com núcleos redondos e abundantes que contêm citoplasma acidófilo granular. **A característica mais marcante é o citoplasma granular inchado devido à abundância de mitocôndrias.** Ultra - estruturalmente, o citoplasma abunda com grande número de mitocôndrias[19]. Os números mitóticos estão ausentes. O lúmen dos espaços glandulares formados por estes tumores pode conter corpos de psammoma ou cristais de tirosina[17].

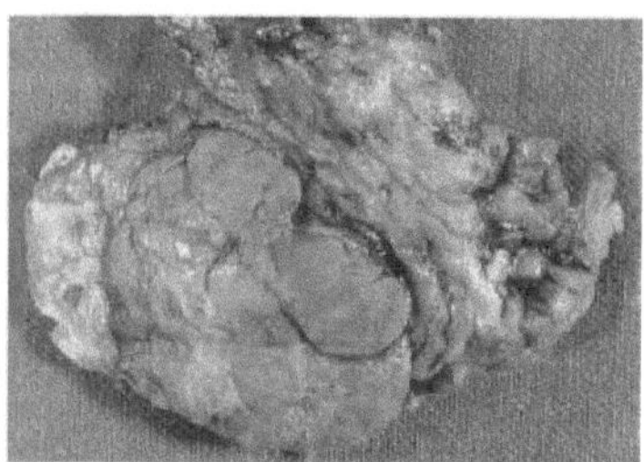

Aspecto bruto do Oncocitoma da glândula parótida

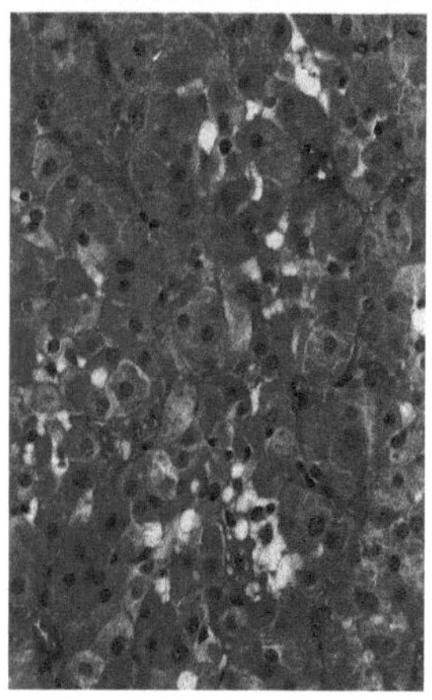

Microscopia da glândula parótida Oncocitoma da glândula parótida

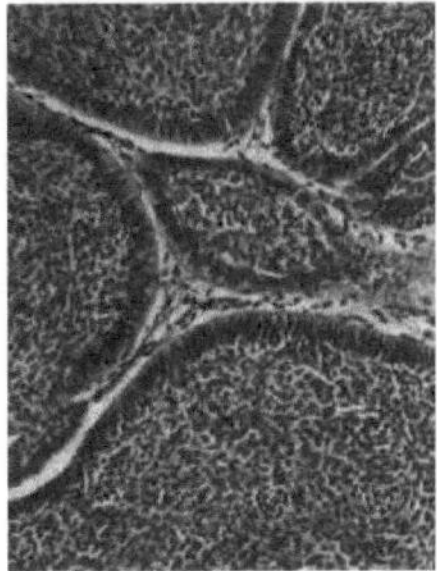

Vista microscópica do adenoma da célula basal

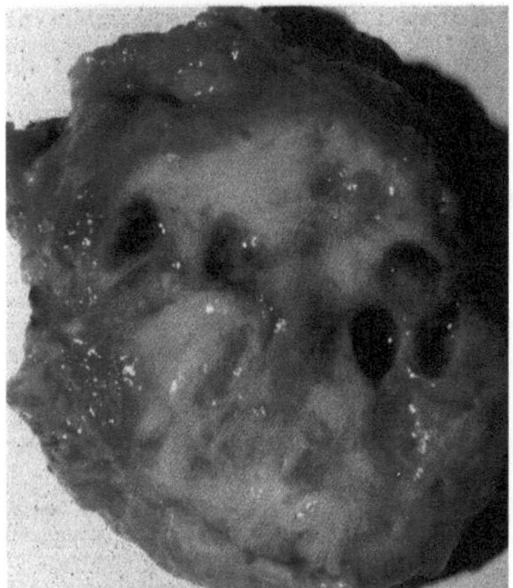

Aspecto bruto do carcinoma Muco-Epidermoide

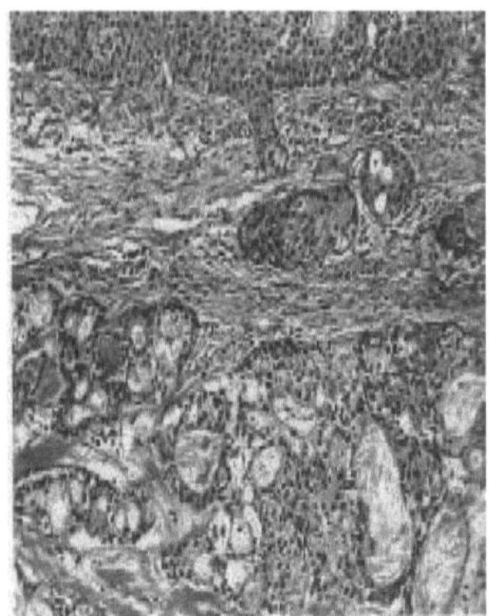

Microscopia do carcinoma Muco-Epidermoide

Adenoma de células basais23

A OMS definiu o adenoma de células basais como "um neoplasma benigno distinto composto por células isomórficas basalóides organizadas com uma camada proeminente de células basais e uma membrana basal distintiva". **Estes são classificados em adenomas mono-mórficos.** A célula de origem provável é a célula de reserva do canal intercalado. Nas principais glândulas salivares é comum a multi-centricidade. É comum a sua ocorrência nas glândulas salivares menores.

Grosseiramente: Redondo a oval, bem encapsulado, suave a neoplasias firmes. Na secção cortada são tipicamente uniformes e sólidas, sem necrose. Os tumores variam do branco acinzentado ao rosa claro e o seu aspecto simula frequentemente um gânglio linfático alargado.

Microscopicamente: BCA são tumores benignos compostos por células basalóides relativamente isomórficas, com palidez na periferia dos ninhos de células epiteliais. Com base na arquitectura, os adenomas basais podem ser divididos em quatro subtipos, sólido, trabecular, tubular e membranoso24. Outra variante do adenoma de células basais caracteriza-se pela presença de cordões/fitas de células colunares em camadas separadas por estroma vascularizado solto chamado "adenoma canalicular".

Myoepithelioma

Este tipo de adenoma é constituído inteiramente por células mioepiteliais. Várias variantes descritas são o mioepitelioma de fuso, o mioepitelioma estrelado, o mioepitelioma plasmocitóide, o mioepitelioma de células claras e as variantes malignas. Os tumores têm pouco estroma interventivo.

Sebaceous Adenoma

É constituída por uma massa arredondada de epitélio sebáceo num estroma fibroso. No linfadenoma sebáceo, as glândulas sebáceas encontram-se num estroma linfóide. Para além das próprias glândulas, podem existir frequentemente quistos escamosos com o estroma contendo células gordas, histiócitos epitelóides e, ocasionalmente, células gigantes.

Adenoma Células Claras

Os tipos celulares dominantes são as células redondas ou poligonais com citoplasma transparente abundante contendo glicogénio. As células estão dispostas em grupos cilíndricos arredondados, rodeadas por uma delicada rede de reticulina. Muitas vezes podem estar presentes estruturas semelhantes a condutas com pequeno lúmen central delimitado por células verticais ou colunares baixas, rodeadas por células claras. Os tumores menos diferenciados apresentam irregularidade das estruturas semelhantes a condutas, pleomorfismo, áreas de necrose e crescimento infiltrativo.

Sialoadenoma Papilliferum

Estes tumores ocorrem como lesões exófitas com processo papilar cobertas por epitélio escamoso. Espaços císticos revestidos por epitélio cuboidal ou colunar na base dos processos papilares, estendendo-se até à sub-mucosa. Pensa-se que surgem das células que revestem as condutas excretoras. A malignidade é rara.

NEOPLASIAS MESENQUIMAIS BENIGNAS

Hemangioma

São o tumor mesenquimatoso mais comum da glândula salivar. Tendem a ocorrer em crianças, especialmente no primeiro ano de vida. São geralmente hemangioma capilar celular ou Hemangioendotelioma de tipos infantis. Estes tumores são constituídos por células endoteliais protuberantes que substituem os acinídios parotídeos e tendem a poupar e envolver as estruturas dos ductos. A arquitectura lobular da parótida é mantida e essas malformações vasculares são consideradas por alguns como hamartomas e não como verdadeiras neoplasias. A mitose pode estar presente e a celularidade pode ser tão densa que comprima o lúmen vascular. Os hemangiomas em adultos são raros, mais provavelmente do tipo cavernoso do que capilar. Os linfangiomas também envolvem ocasionalmente glândulas salivares, mas são mais susceptíveis de representar extensões de linfangiomas (higroma cístico) do pescoço, do que de ser lesão primária da glândula salivar25.

TUMORES EPITELIAIS MALIGNOS

A incidência de malignidade nas glândulas salivares é mais ou menos inversamente proporcional à dimensão da glândula. Na parótida 15-20% das neoplasias são malignas, enquanto que no caso da glândula submandibular 50% das neoplasias são malignas e no caso das glândulas sublingual 85% são malignas.

Carcinoma Mucoepidermoide (MEC)[17,26,27]

É o tumor maligno mais comum da parótida e o segundo tumor maligno mais comum das glândulas submandibulares e sublingual. Representa cerca de 4-9% dos tumores das glândulas salivares e cerca de 16-17% dos tumores malignos das glândulas salivares.

É também a malignidade mais comum da parótida na infância. Ocorre tanto nas glândulas salivares maiores como nas menores, sendo a parótida o local mais frequente, sendo o palato a localização mais comum das glândulas salivares menores.

O factor etiológico mais comum para os MEC é a radiação23.

Grosseiramente: Bem circunscrito a tumor sólido não encapsulado a tumor sólido não encapsulado com espaços císticos.

Microscopia: É Bi-Morphic contendo células produtoras de mucina e componente sólido/epidermoidal. Existem três tipos básicos de células tumorais no MEC: células epiteliais da variedade epidérmica, variedade celular intermédia e clara. Isto constitui a base da classificação das MEC em células de grau baixo (bem diferenciadas), de grau elevado (pouco diferenciadas) e de grau intermédio

Tumores. As células mucosas com citoplasma vacuolado produzem muco; manchas positivas com PAS, e são resistentes à diastase. As células epidermóides são arredondadas com células epiteliais poligonais com citoplasma eosinofílico. medida que o grau aumenta de baixo para alto, a proporção relativa de células epidermóides em relação ao elemento mucóide aumenta.

Carcinoma Cístico Adenoide

Sinónimo: Ad CC, CYLINDROMATOUS CARCINOMA)[26,28,29]:

O carcinoma cístico adenoideano (também conhecido como cilindroma) é **geralmente um neoplasma de crescimento lento**, mas altamente **maligno, com uma capacidade de recorrência notável**. O Ad CC constitui 10% de todas as neoplasias salivares. Na glândula parótida é menos comum que o MEC e o ACC27. É o tumor maligno mais comum da **glândula submandibular** e da **glândula sublingual**. É comum nas fêmeas (3:2) com um pico de incidência entre os 40 e 59 anos31.

Grosseiramente: Tem geralmente uma aparência sólida e um padrão de crescimento infiltrativo, embora alguns possam estar bem circunscritos.

Microscopia: São vistos três subtipos histológicos: Variedades Cribriformes, Tubulares e Sólidas. O padrão Cribriform tem o aspecto clássico do **"queijo suíço"**, em que as células estão dispostas em ninhos separados por espaços redondos ou ovais.

Curso: Apresenta um percurso prolongado caracterizado por um padrão de crescimento indolente e uma tendência implacável para a **invasão** local e **peri-neural32 A** propagação peri-neural pode ocorrer tanto num padrão axial como circunferencial ao longo do nervo e uma maior propagação pode ocorrer tanto de forma anterógrada como retrógrada. **Os nervos mais comumente envolvidos são as divisões mandibulares e maxilares do nervo trigêmeo.**

Eventualmente as células tumorais podem atingir o Gasseriano (gânglio do Trigémeo), gânglio Pterygo-palatino ou seio Cavernoso26. As metástases hematogénicas dos pulmões, ossos e fígado são comuns.

As metástases pulmonares não devem desencorajar a cirurgia porque as metástases podem permanecer adormecidas durante muito tempo.

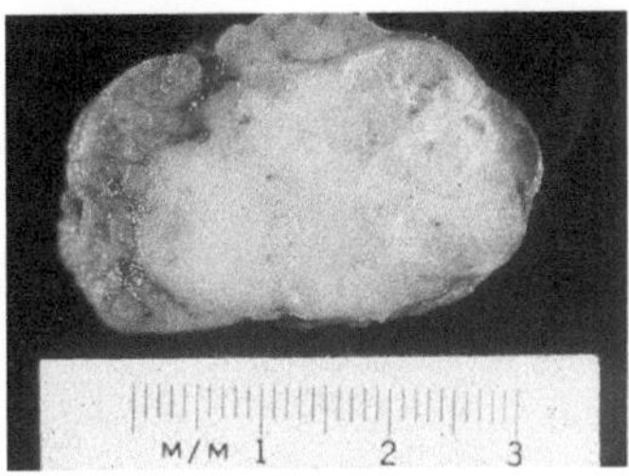

Aspecto bruto do carcinoma cístico adenoideano

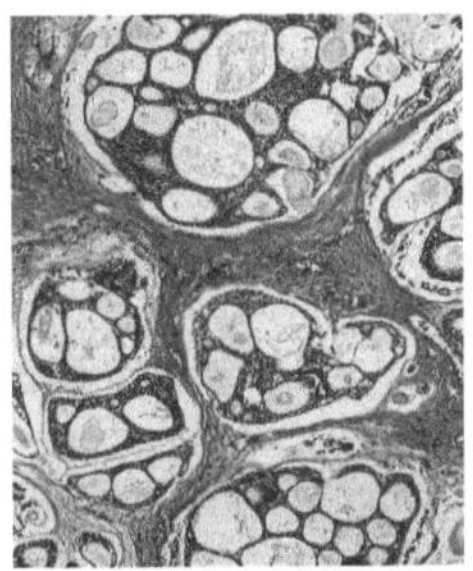

Microscopia do carcinoma cístico adenoideano

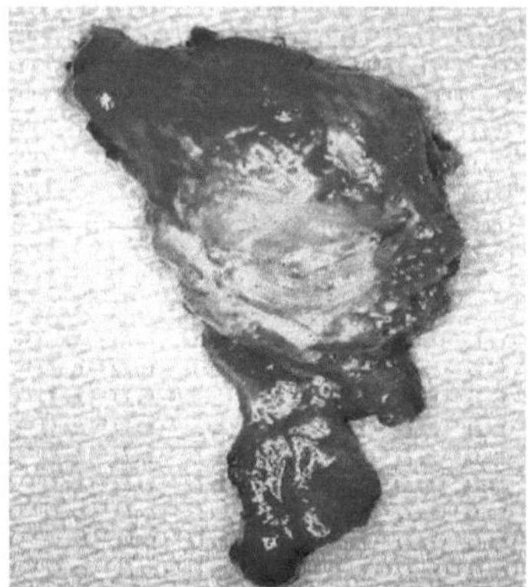

Aspecto bruto do carcinoma acínico celular

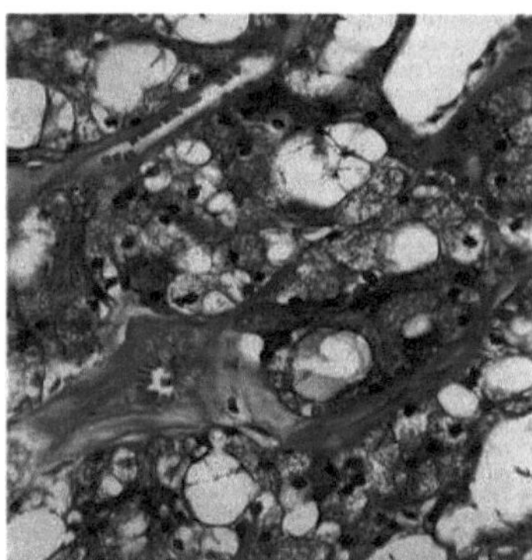

Microscopia do carcinoma acínico celular

A parotidectomia radical com radioterapia pós-operatória é o tratamento de escolha. Sobrevida a longo prazo de 10-20 anos, mesmo na presença de metástases pulmonares, tem sido relatada. Margens positivas, invasão peri-neural e histologia sólida de Ad CC estão associadas ao aumento da morbilidade e ao insucesso do tratamento.

Carcinoma Celular Acínico33

Representa 3% de todas as neoplasias das glândulas salivares com **80-90% dos tumores que ocorrem na glândula parótida**. Assim, o ACC é o único tumor maligno de baixo grau que ocorre exclusivamente na parótida (após o tumor de Warthin - um tumor benigno que ocorre exclusivamente na parótida). Constituem 15% de todas as neoplasias malignas da parótida. A incidência máxima é entre 40-49 anos, com 2/3 dos tumores ocorrendo em fêmeas. O envolvimento bilateral ocorre em 3% dos pacientes que ocupam o 2º lugar apenas em relação ao tumor de Warthin na bilateralidade. A maioria dos pacientes apresenta-se como massa assintomática. Poucos pacientes apresentavam dor e paralisia do nervo facial. As **metástases cervicais são observadas em 16% dos pacientes**.

Grosseiramente: Bem circunscrito por tecido fibroso denso, geralmente não capsulado. A secção cortada é frágil, cinzenta, branca, sólida ou cística.

Microscopia: É descrita uma grande variedade de padrões. São eles: 1. Acinar-Lobular, 2. microcístico, 3. folicular, 4. papilar, 5. medular, 6. ducto-glandular e 7. primitivo tubular. Os padrões microcísticos são mais comuns. É constituído por folhas sólidas com numerosos pequenos quistos contendo células poliédricas com núcleos pequenos, escuros e excêntricos e citoplasma granular basofílico e infiltração linfóide. O ACC é considerado como uma malignidade de baixo grau. Embora raramente se metástase, têm uma elevada tendência para se repetirem localmente se não forem completamente excisados.

Tumor Maligno Misto33 (MMT)

Constituem 3-12% dos cancros das glândulas salivares e cerca de 3/4 deles têm origem na glândula parótida. Os tumores malignos mistos representam uma malignidade com elementos epiteliais e mesenquimais. O prognóstico dos pacientes com adenoma expleomórfico carcinoma é geralmente pobre. Os pacientes com MMT são aproximadamente 10 a 20 anos mais velhos do que aqueles com adenoma pleomórfico. Existem quatro variantes:

1) **Carcinoma em adenoma pleomórfico** (Carcinoma ex-pleomórfico adenoma) É a variedade mais comum. As características clínicas são o aumento súbito do crescimento, dor e paralisia facial. O historial de cirurgia e radioterapia anteriores é frequentemente obtido. A incidência de transformação maligna aumenta com a duração do tumor, sendo cerca de 2% para tumores com menos de 5 anos. Quase 10% para esses tumores persistem por mais de 15 anos de duração, representando a forma mais agressiva de todas as neoplasias malignas das glândulas salivares. O componente maligno é o carcinoma do canal salivar e as metástases contêm apenas carcinoma. A parotidectomia radical total é o tratamento de escolha. O prognóstico é mais pobre do que outros casos de malignidade parotídea31. A taxa de mortalidade a 5 anos varia entre 30-50%.

2) **MMT Primário** (Carcinossarcoma):

Quando surge de novo é chamado de Carcino-sarcoma. Os componentes malignos são o Carcinoma e o Sarcoma com metástases que contêm ambos os elementos.

3) **Metástase de tumores mistos**: Tanto as metástases originais como as metástases consistem em estruturas típicas de tumores mistos benignos.

4) Carcinoma **in situ ou não-invasivo** no adenoma pleomórfico:

É constituída por tumores que não apresentam indícios de invasão da cápsula. O prognóstico do carcinoma invasivo depende do grau de infiltração local. Lesões com menos de 8 mm de invasão têm uma sobrevivência de 5 anos de 100% e mais de 8 mm de invasão têm uma sobrevivência de 5 anos de menos de 50%. O carcinossarcoma é altamente letal, com uma sobrevida de 5 anos de 0%. Outros tumores encontrados são o adenocarcinoma, o carcinoma espinocelular e os tumores não epiteliais, como os linfomas e os sarcomas.

CARCINOMA EPITELIAL-MIOEPITELIAL23 (EMC):

Os carcinomas epiteliais epiteliais representam aproximadamente 1% de todas as neoplasias das glândulas salivares. Histopatologicamente são caracterizados por células epiteliais ductais e epiteliais mióticas. Estas células variam na sua dominância e expressão fenotípica. Tal como o ACC, a CEM pode apresentar um padrão sólido, tubular ou cribriforme. Pensa-se que a hiperplasia das células ductais intercaladas é uma possível lesão precursora da CEM. A CEM afecta principalmente a glândula parótida e os doentes na sua 6ª a 8ª década. Embora a mortalidade global por CEM seja baixa, a sua evolução clínica é caracterizada por uma elevada recorrência de 50% e uma metástase não infrequente.

Carcinoma do Duto Salivar23 (SDC)

O carcinoma dos ductos salivares é uma malignidade agressiva de alto grau que afecta principalmente as principais glândulas salivares com características microscópicas semelhantes às do carcinoma dos ductos mamários. Os receptores de androgénio e estrogénio são expressos em alguns destes tumores. A evolução clínica destes doentes com SDC é caracterizada por uma elevada incidência de metástases linfonodais regionais de recidiva local e disseminação sistémica.

Adenocarcinoma de Glândulas Salivares23

O adeno-carcinoma forma 3% dos tumores parotídeos e 10% dos tumores submandibulares e das glândulas salivares menores. A incidência sexual é igual e é um dos tumores mais comuns das glândulas salivares em crianças. Existem três padrões histológicos básicos - tubular, papilar e indiferenciado. O tipo indiferenciado é biologicamente agressivo e metástase precocemente. Há também uma incidência de 23% de paralisia do nervo facial pré-operatório.

Carcinoma de células escamosas26

Trata-se de um tumor raro nas glândulas salivares e quase nunca ocorre nas glândulas salivares menores. Dois terços dos pacientes são homens e a incidência máxima de idade é de 7ª década. Trata-se de um tumor agressivo e não apresenta tendência para o encapsulamento. Cresce rapidamente causando dor, paralisia facial, fixação da pele e ulceração. Cerca de metade dos pacientes têm gânglios linfáticos metastáticos quando vistos pela primeira vez. Surge do sistema ductal e alguns patologistas acreditam que alguns destes tumores representam metástases em gânglios parotídeos que se propagaram do gânglio linfático para a glândula.

Linfoma13

O linfoma maligno primário das glândulas salivares é raro e ocorre praticamente sempre na glândula parótida. Podem ser originários de gânglios linfáticos intraparotídeos ou para-parotídeos ou de tecido linfóide disperso na glândula salivar (extra nodal). O linfoma primário das glândulas salivares está associado a sialadenite imunitária crónica (lesão linfoepitelial benigna, síndrome de Sjogren). O linfoma que se desenvolve num doente com síndrome de Sjogren é 44 vezes mais comum do que em pessoas normais. 85% são de uma variedade não-Hodgkin. A maioria dos doentes é tratada por quimioterapia e a cirurgia é apenas para diagnóstico.

TUMORES SECUNDÁRIOS (METASTÁTICOS)[17,26]

As metástases hematogénicas das glândulas salivares de sítios infra-claviculares são principalmente do pulmão, rim e mama. A maior parte das metástases é para a glândula parótida e é por propagação linfática a partir da malignidade cutânea da cabeça e pescoço. O carcinoma das células escamosas (40%) e o melanoma (40%) do couro cabeludo, face, ouvido, pálpebra, nariz, raramente o paladar e as amígdalas metástases para os gânglios linfáticos parotídeos. Incidência da metástase parotídea do melanoma cutâneo da cabeça e pescoço correlaciona-se com a espessura do tumor primário A propagação contígua ocorre a partir do carcinoma basocelular e sarcoma dos ossos faciais ou tecido mole.

LESÕES SEMELHANTES A TUMORES

Lesão linfo-epitelial benigna (BLEL) [32]; Syn: "GODWIN'S TUMOR":

O BLEL é uma doença de etiologia desconhecida caracterizada histologicamente pela substituição do parênquima salivar por tecido linfóide. O BLEL pode ser difuso ou focal. A lesão focal pode ser encapsulada ou não encapsulada. É uma das manifestações da doença de Mikulicz e da síndrome de Sjogren. A última é caracterizada por querato-conjuntivite, xerostomia, poliartrite, hiperglobulinemia e alargamento das glândulas salivares. A doença de Mikulicz é uma variedade menor da síndrome de Sjogren em que as glândulas salivares estão envolvidas, na ausência de doença sistémica. A BLEL apresenta-se normalmente em mulheres com idades compreendidas entre os 40 e 59 anos e são assintomáticas. Os doentes podem desenvolver linfoma maligno ou carcinoma anaplásico. O tratamento do BLEL é principalmente sintomático, a menos que haja suspeita de linfoma ou de carcinoma anaplásico e, se for detectado, deve ser tratado em conformidade. O homólogo maligno do tumor de Godwin de origem BLEL é chamado "**ESKIMOMA**": tumor raro que ocorre nas glândulas parótida e submandibular.

CARACTERÍSTICAS CLÍNICAS DOS TUMORES DAS GLÂNDULAS SALIVARES EM GERAL[35]

SINTOMAS:

1. Inchaço: Tumores das glândulas salivares presentes principalmente como massa indolor na sua respectiva área de localização. A duração média antes de procurar tratamento é descrita como 4-5 anos por diferentes autores para um tumor benigno. A duração de um carcinoma é em meses e não em anos. Os doentes apresentam-se normalmente para tratamento principalmente pelas seguintes razões:

(a) Desfiguração cosmética do rosto devido ao grande tamanho do tumor.

(b) Dor.

c) Rápido crescimento dos recentes acontecimentos.

2. Dor: Os tumores benignos das glândulas salivares são, na maioria dos casos, indolores. A dor pode ser um sinal de aumento neoplásico quando os sinais e sintomas estão ausentes. O início súbito da dor num tumor misto denota sempre algumas complicações como a malignidade. A dor é baça; tipo chato quando presente e localizado ao tumor e algumas vezes a dor pode ser referida ao ouvido correspondente ao longo do nervo auriculo-temporal (divisão mandibular do nervo trigémeo). As causas habituais de dor no tumor da glândula salivar são:

(a) Distensão capsular por massa tumoral.

b) Obstrução ao livre fluxo da saliva.

(c) Invasão dos nervos por tumor.

(d) Inflamação, como pode acontecer num tumor de Warthin.

A dor representa um achado adverso em pacientes com malignidade comprovada da glândula salivar.

3. **Paralisia Nervosa:** Neoplasias malignas infiltram-se na glândula parótida, VII nervo auriculo-temporal, espalhadas ao longo das bainhas nervosas32. A fraqueza do nervo facial de um ou de todos os ramos deve ser assumida como maligna até prova em contrário. A incidência de paralisia do nervo facial com malignidade parotídea varia entre 5-15%.

4. Os pacientes com paralisia do nervo facial apresentam com desvio do ângulo da boca, incapacidade de fechar os olhos do lado afectado e baba da saliva se o nervo facial estiver envolvido por tumor. O nervo facial nunca se encontra envolvido em tumores benignos. A fraqueza bilateral da língua ou o entorpecimento da língua indica a propagação peri-neural ao longo do nervo hipoglossal ou lingual, respectivamente.

5. Ulceração: Os tumores benignos nunca irão ulcerar. As ulcerações dos tumores benignos ocorrem quando estes se tornam malignos ou qualquer outro irritante aplicado sobre os mesmos. Em casos avançados de carcinoma, a pele pode ser fixada, avermelhada e dar origem a ulceração.

6. Disfagia: tumores profundos dos lobos da glândula parótida que se apresentam como massas para-faríngeas podem apresentar-se com disfagia.

SINAIS DE TUMORES DAS GLÂNDULAS SALIVARES

1. Inchaço

O sinal cardinal na parótida é a presença de um inchaço na região retro-mandibular,

obliterando a ranhura retro-mandibular e **elevando o lobo** da orelha. O **sinal de cortina** é positivo em tumores parotídeos. As características do inchaço são de forma globular ou ovóide, margens bem definidas e a superfície é lobulada e nodular em alguns casos. Raramente o inchaço pode ser difuso nas glândulas parótidas e nos tumores das glândulas submandibulares, ao passo que é comum nas glândulas sublingual e salivar menores. O inchaço é geralmente móvel. Procure fluido no ouvido médio e/ou **deslocamento** medial **da amígdala pelo envolvimento do espaço faríngeo para-faríngeo**. No carcinoma das glândulas salivares, o tumor está em crescimento rápido, duro e de contorno irregular com superfície nodular, envolvimento da pele ou envolvimento dos gânglios linfáticos.

2. Invasão de Estruturas Locais

No carcinoma avançado, a pele pode ser fixada, avermelhada e dar origem a ulceração. O tumor é frequentemente fixado à estrutura mais profunda subjacente (canal auditivo externo, ponta da mastoide, arco zigomático, mandíbula, músculo masseter, músculos pterigóides ou esternomastoide). A articulação da ATM deve ser examinada para detectar sinais de extensão tumoral directa. A ponta da mastoide deve ser palpada para determinar se pode haver dificuldade em libertar o tumor desta estrutura. A fixação à ponta da mastoide irá provavelmente alterar o âmbito da cirurgia e deve ser identificada antes da cirurgia, para que se possa realizar uma imagem radiológica para definir melhor a extensão da invasão. As neoplasias parotídeas podem envolver o canal auditivo secundariamente através das fissuras do santorini. Mesmo quando a pele está intacta, pode haver sinais subtis de invasão subcutânea, como edema ou endurecimento da pele do canal.

3. Envolvimento do gânglio linfático

Os gânglios linfáticos regionais nunca são aumentados em tumores benignos, as metástases dos gânglios linfáticos ocorrem quando estes se tornam malignos. Os gânglios linfáticos mais comuns que estão aumentados são o grupo cervical profundo superior, o grupo submandibular e o grupo sub-mental. As metástases regionais correlacionam-se fortemente com uma diminuição da sobrevivência global.

4. 4. Exame de Cavidade Oral

O exame deve incluir a inspecção da abertura das condutas para detectar indícios de drenagem anormal ou purulenta. Estas constatações estão mais frequentemente associadas a doenças inflamatórias. O trismo deve ser identificado porque pode ser indicativo de invasão dos músculos masséter ou pterigóides. A Orofaringe deve ser cuidadosamente avaliada quanto a sinais de envolvimento do espaço para-faríngeo. Quando o lóbulo profundo está envolvido, estes passam pelo túnel estilomandibular, empurram a parede faríngea e o tumor apresenta-se como inchaço na parede lateral da faringe, palato mole e pilar posterior das fauces; um tal inchaço **"tumor Dumbbell"**. Tipicamente é manifestado por um inchaço sub-mucoso no **palato mole** ou nas regiões amiláceas. O exame bimanual é importante para determinar a dimensão do tumor ou uma possível fixação na mandíbula ou envolvimento da língua.

5. Exame da Cabeça e do Pescoço

É essencial um exame completo da cabeça e do pescoço. A glândula salivar pode estar envolvida noutro processo maligno, por exemplo, um cancro de pele local (carcinoma escamoso ou melanoma) ou um cancro na Orofaringe ou na Naso-faringe. A malignidade abaixo da clavícula pode apresentar-se como metástase na glândula parótida anos após a doença inicial (por exemplo, mama, pulmão e rim). Nota: O linfoma não-Hodgkiniano é um diagnóstico provável em idosos.

CARACTERÍSTICAS CLÍNICAS DE NEOPLASIAS ESPECÍFICAS

1. Adenoma pleomórfico (PA)

Este é o mais comum tumor benigno das glândulas salivares. É conhecido por ocorrer em glândulas salivares submandibulares, sublinguais e menores. A PA apresenta-se como massa de crescimento lento, indolor, móvel, firme e bem circunscrita. Comum na 3ª e 4ª década, a predominância feminina está presente (M:F::1:3) com uma massa de crescimento lento, móvel, firme, circunscrita e sem dor durante meses a ano. Quando surge no lobo profundo da glândula parótida pode apresentar-se como massa para-faríngea. Raramente existe qualquer comprometimento do nervo facial. A maioria dos tumores está localizada na cauda da glândula parótida, embora possam envolver outras partes da glândula. 10% da PA ocorre no lobo profundo da glândula parótida. A incidência de recidiva após parotidectomia em PA é de 5%. A incidência de transformação maligna é de 3-15%. Exceptuando o prognóstico de recidiva é excelente.

A recorrência em AP pode ser devida a:

1. Cirurgia inadequada (Enucleação)

2. Derrame involuntário

3. Remoção de tumores com margem inadequada

4. Multicentricidade.

Os adenomas pleomórficos recorrentes são frequentemente multi-nodulares e carecem frequentemente de cápsula, pelo que os adenomas pleomórficos recorrentes são difíceis de gerir.

A expressão de MUC1/DF3 neste tumor é um marcador útil para prever a sua **recorrência36.**

Sinais de Transformação Maligna em Adenoma Pleomórfico29:

Embora rara, mas maligna, a transformação deste tumor pode ocorrer em

cerca de 3-5% dos casos após talvez a sua existência durante mais de 10-20 anos.

Suspeita-se de transformação maligna quando o tumor:

(a) De repente, torna-se doloroso.

b) Cresce rapidamente.

c) Sente-se duro como pedra.

d) Fixa-se ao masséter em profundidade ou à superfície da pele.

e) Envolve o nervo facial.

f) Alargamento dos gânglios linfáticos cervicais.

g) Restrição do movimento da mandíbula.

Warthin's Tumor:

Características clínicas: Comum na 5ª a 7ª década, Masculino: Feminino :: 4:1. É a única neoplasia da glândula salivar com preponderância masculina e o único tumor restrito à glândula parótida. Comunitária em brancos. Existe uma associação definitiva entre o tumor e o **tabagismo** e a **exposição à radiação**. Apresenta-se como uma massa assintomática, macia a cística, que surge caracteristicamente do **pólo inferior** da glândula parótida. A incidência de transformação maligna é de 0,3% (extremamente rara). Os oncócitos incorporam eletivamente tecnécio (Tc99m) e aparecem como **hotspots** no varrimento de radionuclídeos37. O tratamento é a excisão cirúrgica, geralmente parotidectomia com preservação do nervo facial e boa exposição operatória para excluir a doença multifocal, especialmente nos gânglios linfáticos peri-parotidos.

Oncocitoma:

Características clínicas: É responsável por menos de 15% de todos os tumores das glândulas salivares. Apresenta-se normalmente na 6ª a 7ª década, sem predilecção sexual. **Ocorre normalmente na** glândula parótida e é bastante invulgar noutros locais. Apresenta uma massa lobular bem definida, de consistência firme a dura. Nas séries relatadas, a bilateralidade e a multicentricidade têm sido notórias. Este é um dos tumores da glândula salivar que mostram uma **predilecção pelo Tc99 e** aparecem como **pontos quentes** no radionuclídeo. A FNAC é o procedimento de escolha na maioria dos casos38. O tratamento é a excisão cirúrgica, seja a parotidectomia radical ou superficial, que é a pedra angular da terapia. Outros tumores benignos raros como os adenomas mono-mórficos, o mioepitelioma, o linfadenoma sebáceo, etc., representam menos de 1 % dos tumores das glândulas salivares.

Tumor Mucoepidermoide:

Características clínicas: Ocorre normalmente na 5ª década com o Homem: Feminino :: 1:2.4. A duração dos sintomas é variável (I-6 anos). Na sua maioria são de crescimento lento e invadem os tecidos locais num grau limitado e ocasionalmente metástase em gânglios linfáticos, pulmões e pele. Chama-se normalmente a atenção para um aumento indolor do corpo ou da cauda da glândula parótida ou da glândula submandibular. A duração é geralmente inferior a um ano em média. O tumor é relativamente bem circunscrito e móvel, e pode imitar um tumor misto. Dor, paralisia facial e fixação à pele sobrejacente não são comuns, mas quando presentes são normalmente presságios de lesões de alto grau. Os tumores de alto grau têm uma elevada taxa de recorrência (15-75%).

Tumor de células acínicas:

O crescimento do tumor é geralmente lento; raramente podem ter um alargamento mais rápido36. A dor ou sensibilidade é sentida com frequência. A paralisia do nervo facial é pouco frequente, mas é um sinal de prognóstico sinistro. É geralmente considerada como uma malignidade de baixo grau. A cirurgia por si só seria suficiente numa fase inicial do tumor. O tratamento adjuvante pós-operatório em doentes em estado avançado ou com margens positivas proporciona geralmente um bom controlo satisfatório da doença. O prognóstico do Carcinoma de células parótidas acínicas da glândula parótida é bom37

Carcinoma cístico adenoideanoide41

Representa 4% de todos os principais tumores das glândulas salivares e 2-5% de todos os tumores parotídeos. No entanto, compreende até 35% de todas as neoplasias malignas das glândulas salivares menores e 40-60% dos tumores sublinguais das glândulas. Normalmente, cresce lentamente. A dor e a sensibilidade ocorrem geralmente durante o curso. A fixação à pele e às estruturas mais profundas circundantes desenvolve-se nas fases posteriores. O envolvimento dos gânglios linfáticos regionais é encontrado em 10-15% dos casos. As metástases distantes dos pulmões e ossos ocorrem tardiamente durante o curso da doença.

Adenocarcinoma:

Constitui 6,4% de todos os tumores epiteliais e 17,4% de todos os tumores salivares epiteliais malignos. Afecta frequentemente na faixa etária dos 40 aos 79 anos. Cerca de 25% dos doentes queixam-se dos efeitos do envolvimento do nervo. A irritabilidade do nervo facial ocorre primeiro e podem ser produzidos espasmos musculares se os tecidos sobre o nervo ficarem presos. Alguns doentes estão presentes com envolvimento cutâneo. O risco de metástase dos gânglios linfáticos é de 24-36%.

Tumor maligno misto:

O longo historial de crescimento lento do inchaço da parótida, com um crescimento rápido recente, leva-os à atenção médica. Pode ocorrer dor, ulceração da pele, fraqueza do nervo facial, apego à pele e telangiectasia, devendo levar o clínico a suspeitar de malignidade num tumor misto. O sintoma mais frequente é a massa indolor. 15% dos pacientes notam um crescimento rápido recente, ocasionalmente com ulceração. A dor tem sido descrita em 4 a 55% dos doentes e parece ser mais comum nos tumores das glândulas submandibulares.

Adenoma de células basais:

Características clínicas: Os adenomas das células basais representam 1% a 2% de todos os tumores epiteliais das glândulas salivares. Mais de 80% dos adenomas de células basais surgem nas glândulas parótidas. O BCA ocorre exclusivamente em adultos. A idade média é de 57,7 anos, o que equivale à distribuição masculina e feminina. Clinicamente são indistinguíveis do adenoma pleomórfico. O caso típico de BCA apresenta-se como um tumor parotídeo superficial móvel. O tratamento dos tumores por transformação maligna de ressecção conservadora é um evento extremamente raro.

TUMORES MALIGNOS DIVERSOS

Carcinoma de células escamosas: Cresce rapidamente e metade dos doentes tem envolvimento de gânglios linfáticos metastásicos no momento da apresentação. Provoca dor, paralisia do nervo facial, normalmente associada a fixação e ulceração cutânea precoce.

Linfoma maligno: Os linfomas primários são pouco comuns. Ocorre na 5ª-6ª década de vida, F>M, a história da síndrome de Sjogren ou artrite é eliciada na maioria dos pacientes. Estes apresentam uma evolução clínica indolente, enquanto que os linfomas que surgem nos gânglios glandulares intra-salivares se apresentam geralmente como um inchaço em rápido crescimento no interior da glândula.

Carcinoma indiferenciado: São altamente malignos. Aproximadamente 33% têm paralisia facial parcial ou total 40% para além da parótida na apresentação. 13% dos casos apresentam metástases regionais.

DIAGNÓSTICO DIFERENCIAL DA MASSA PARÓTIDA

1. Cancro metástático, linfoma ou leucemia envolvendo a área parotídea dos gânglios linfáticos

2. Substituição gordurosa da cauda da glândula parótida

3. Parotidite crónica

4. Sarcoidose de Boeck

5. Sialadenose

6. Doença de cálculo

7. Quistos (fenda ramal, dermoide)

8. Hipertrofia associada à diabetes

9. Hipertrofia do músculo masséter

10. Neoplasias mandibulares

11. Processo transversal proeminente da C1

12. Entidades estrangeiras penetrantes

13. Hemangioma, linfangioma, lipoma

14. Placa de toro

Glândula submandibular

1. Doença inflamatória

2. Linfonodo submandibular alargado (devido a linfadenite não específica)

3. Nódulo linfático metástático por SCC

ESTADIAMENTO CLÍNICO DOS TUMORES DAS GLÂNDULAS SALIVARES

A avaliação dos tumores primários das glândulas salivares inclui uma história pertinente (dor, Trismo, etc.), inspecção, palpação e avaliação dos nervos cranianos. Os estudos radiológicos podem acrescentar informação valiosa para a encenação. Os tecidos moles do pescoço desde a base do crânio até ao osso hióide devem ser estudados, sendo o pescoço inferior incluído sempre que se suspeite de metástases dos gânglios linfáticos. As imagens do nervo facial intra-temporal são fundamentais para a identificação do tumor peri-neural nesta zona. A tomografia computorizada (TC) ou a RM podem ser úteis na avaliação da extensão do tumor extra-glandular profundo, da invasão óssea e da extensão dos tecidos profundos (músculos extrínsecos da língua e/ou tecidos moles do pescoço).

Encenação Patológica:

O relatório de patologia cirúrgica e todos os outros dados disponíveis devem ser utilizados para atribuir uma classificação patológica aos pacientes que têm ressecção do cancro.

DEFINIÇÃO DA TNM: AJCC 7ª Edição, 2010

Resumo das alterações

As lesões T4 foram divididas em T4a (doença local moderadamente avançada) e T4b (doença local muito avançada), levando à estratificação da fase IV em fase IVA (doença local/regional moderadamente avançada), fase IVB (doença local/regional muito avançada) e fase IVC (doença metastática à distância)

Icd-O-3 Códigos Topográficos:

C07,9 Glândula parótida

C08.0 Glândula submandibular

C08.1 Glândula sublingüe

C08.8 Lesão por sobreposição das principais glândulas salivares

C08.9 Glândula salivar principal, Não Especificado de outra forma.

Icd-O-3 Faixas de Código de Histologia:

8000–8576, 8940–8950, 8980–8981

Tumor Primário (T)

TX Tumor primário não pode ser avaliado

T0 Sem evidência de tumor primário

T1 Tumor de 2 cm ou menos na maior dimensão sem extensão extraparenquimatosa*

T2 Tumor superior a 2 cm mas não superior a 4 cm na maior dimensão sem extensão extraparenquimatosa*

T3 Tumor com mais de 4 cm e/ou tumor com extensão extraparenquimatosa*

T4a Doença moderadamente avançada Tumor invade a pele, mandíbula, canal auditivo e/ou nervo facial

T4b Doença muito avançada Tumor invade a base do crânio e/ou placas pterigóides e/ou encobre a artéria carótida.

*** Nota: A extensão extraparenquimatosa é uma evidência clínica ou macroscópica de invasão de tecidos moles. As provas microscópicas por si só não constituem uma extensão extraparenquimatosa para efeitos de classificação.**

Gânglios linfáticos regionais (N)

NX Os gânglios linfáticos regionais não podem ser avaliados

N0 Ausência de metástases dos gânglios linfáticos regionais

N1 Metástase num único gânglio linfático ipsilateral, com 3 cm ou menos de maior dimensão

N2 Metástase num único gânglio linfático ipsilateral, mais de 3 cm mas não mais de 6 cm na maior dimensão, ou em múltiplos gânglios linfáticos ipsilaterais, não mais de 6 cm na maior dimensão, ou em gânglios linfáticos bilaterais ou contralaterais, não mais de 6 cm na maior dimensão

N2a Metástase num único gânglio linfático ipsilateral, mais de 3 cm mas não mais de 6 cm na sua maior dimensão

N2b Metástase em múltiplos gânglios linfáticos ipsilaterais, não superior a 6 cm na sua maior dimensão

N2c Metástase em gânglios linfáticos bilaterais ou contralaterais, não superior a 6 cm na sua maior dimensão

N3 Metástase num gânglio linfático, mais de 6 cm na sua maior dimensão.

Metástases Distantes (M)

M0 Sem metástases à distância

M1 Metástase à distância

GRUPO DE ESTÁGIOS

Etapa I	T1	N0	M0
Etapa II	T1	N0	M0
Etapa III	T3	N0	M0
	T1	N1	M0
	T2	N1	M0
	T3	N1	M0
Etapa IV A	T4a	N0	M0
	T4a	N1	M0
	T1	N2	M0
	T2	N2	M0
	T3	N2	M0
Etapa IV B	T4b	Qualquer N	M0
	Qualquer T	N3	M0
Stege IVC	Qualquer T	Qualquer N	M1

<u>Investigações de rotina</u>

- Hemoglobina

- Tempo de sangramento

- Tempo de coagulação

- Açúcar no sangue

- Ureia sanguínea

- Soro creatinina

- Contagem total de leucócitos e contagem diferencial

- Grupos sanguíneos e dactilografia Rh

- Radiografia do tórax

- Electrocardiógrafo

- Albumina de Urina, Açúcar e Microscopia

INVESTIGAÇÕES ESPECÍFICAS

I. Citologia da Aspiração por Agulha Fina26

A biópsia por aspiração de agulha foi relatada pela primeira vez por Kun em 1847. Desde então, vários aperfeiçoamentos têm florescido neste campo. A FNAC é feita com uma agulha de calibre 21-23. É um procedimento barato, eficiente, seguro, rentável e rápido42. É frequentemente a primeira modalidade de investigação em tumores salivares49. A citologia por aspiração com agulha fina (FNAC) de suspeitas de lesões das glândulas salivares tem um papel estabelecido no diagnóstico pré-operatório e no tratamento dos doentes. A coloração da MGG é obrigatória na FNAC43 das lesões da glândula salivar. Ocorrem problemas genuínos na tipagem dos tumores das glândulas salivares e é prudente, por vezes, limitar o relatório citológico ao diagnóstico diferencial. A FNAC adquiriu uma borda sobre a biopsia incisional e a secção congelada. A interpretação da FNAC de suspeitas de lesões da glândula salivar tem de ser feita passo a passo. Em primeiro lugar, há que decidir se a lesão é de origem salivar ou uma mímica clínica. O passo seguinte é identificar as células e a sua morfologia para as classificar em processo cístico, inflamatório ou neoplásico. Isto elimina essencialmente a cirurgia desnecessária em cerca de um terço dos casos. Também produz material celular suficiente para vários estudos auxiliares (ADN, análise molecular e estudos de imuno-histoquímica). Os esfregaços de FNA revelam características clássicas de um ou outro tumor que se torna satisfatório para um citopatologista designar a natureza benigna ou maligna da neoplasia e subtipo. No entanto, os diversos padrões morfológicos e características sobrepostas são típicos dos tumores das glândulas salivares. Assim, torna-se por vezes um trabalho desafiante dar um diagnóstico preciso. A FNAC demonstrou ser superior ao exame físico, exame radiológico e biópsia do núcleo para o diagnóstico das massas nas glândulas salivares. A sensibilidade44 da FNAC é de 93,3%-95,7%, sendo a sensibilidade ao tumor metastático de 88%, com especificidade que varia entre 98% e 100%. A taxa de precisão é bastante elevada para adenomas pleomórficos, tumor de Warthin e lesões metastáticas de parótida. A capacidade de designar especificamente que tipo de neoplasia benigna ou maligna está presente é, no entanto, um pouco mais problemática. A capacidade de designar especificamente uma neoplasia benigna é de cerca de 90% e, para as neoplasias malignas, de cerca de 75%.

Limitações da Fnac

- Problemas na amostragem (Amostra inadequada / não representativa) . A FNAC de repetição pode fornecer um diagnóstico citológico nos casos em que o diagnóstico inicial não é claro47.

- Dificuldade na classificação histológica. Um dos principais obstáculos na classificação histológica das neoplasias das glândulas salivares é que a maioria delas provém das mesmas linhas celulares (epiteliais e mioepiteliais). Por exemplo, os aspirados do linfoma MEC e por vezes do adenoma pleomórfico dão características citológicas semelhantes, criando dificuldades de diagnóstico. Por vezes, o carcinoma muco-epidermoide pode ser mal diagnosticado como adenoma pleomórfico46.

- Capacidade destas células para sofrerem uma variedade de alterações metaplásicas (escamosas, mucosas, sebáceas, oncocitárias e condroidais).

Complicações da FNAC

Existe a possibilidade de disseminação linfática, hematogénica e canalicular. No entanto, estudos clínicos, incluindo os de Engzell48 et al. concluíram que a FNAC é um procedimento seguro, sem risco de semeadura de células tumorais. Hemorragia local, infecção, síncope e parotidite, especialmente no **tumor de Warthin, são outras complicações45**.

II. Radiografia de Mandíbula (Orthopantomograma)

As radiografias simples são tomadas em antero-posterior, tangencial; oblíquas laterais e intra-orais. Utilizações: É útil na procura de cálculos. É também útil na avaliação de tumores que são fixados na mandíbula e na extensão intra-craniana produzindo paralisia facial. É também útil para excluir certos tumores que surgem da mandíbula e se apresentam como tumores da região parótida.

III. Sialografia50:

A primeira sialografia foi relatada em 1904. Só é possível na parótida e na glândula submandibular devido à presença de uma única conduta de tamanho adequado. É utilizada para avaliar cálculos, doenças obstrutivas, lesões inflamatórias e lesões penetrantes. As alterações que podem ser observadas no processo inflamatório incluem a dilatação sacular dos ductos terminais e das acinias, as estruras segmentares e a dilatação e pseudo-cisto. A sialografia também é útil na avaliação do trauma penetrante. Também demonstra a oclusão de um ducto, fístula cutânea salivar ou fístula oral salivar ou um sialocele. O deslocamento da glândula por hematomas também pode ser demonstrado. A sialografia pode diferenciar entre massas intrínsecas e extrínsecas. Podem ser obtidas informações sobre o tamanho e a localização da massa, quer seja benigna ou maligna. Em geral, a neoplasia benigna é encapsulada com deslocamento de condutas estiradas em torno de um defeito de enchimento circunscrito no parênquima da glândula. Os tumores malignos são infiltrativos produzindo um defeito irregular com distorção das condutas e acumulação de meios de contraste. Ressonância Magnética51 e sialografia de subtracção digital utilizada para o distúrbio da glândula salivar ductal.

Complicações

a) As extravasações do corante podem provocar reacções inflamatórias.

b) As pressões elevadas geradas durante o procedimento podem disseminar células malignas.

Iv. Biópsia Aberta52

Complicações importantes do procedimento incluindo formação de fístula, implante de tumor, lesão do nervo facial, erro de amostragem, violação dos planos teciduais e má colocação da incisão impedem a utilidade deste procedimento nas neoplasias salivares.

V. Ultra-som:

Utilizado para delinear lesões císticas ou sólidas. O ultra-som de alta resolução (7,5-10 MHz) ajuda a diferenciar os tumores intra-glandulares dos extra-glandulares e os benignos dos tumores malignos, em que os benignos apresentam uma reflectividade variável com bordos bem definidos e os tumores malignos apresentam uma reflectividade baixa com bordos mal definidos. Num estudo de Grittzmann N53, a especificidade e sensibilidade para a malignidade foi de 96,4% e 81,8%, respectivamente, obtendo resultados semelhantes com outros autores. Também utilizado para delimitar se a massa é cística ou sólida.

Vi. CT Scan26:

Esta é a norma de ouro para a investigação de tumores parotídeos. É o estudo de escolha para massas salivares intrínsecas e extrínsecas. Este é um suplemento valioso da RM na avaliação do osso adjacente ao tumor. A TC combinada com a sialografia é excelente para diferenciar massas intrínsecas das extrínsecas, massas benignas das malignas, tumor superficial do lobo profundo e mostrar a relação da massa com o nervo facial. As glândulas parótidas são visíveis na tomografia computadorizada como uma estrutura de baixa atenuação de gordura profunda a subcutânea na região pré auricular. Os tumores benignos são bem definidos e normalmente identificados no TAC simples como gordura contendo glândula normal, o que proporciona contraste natural para a dentificação do tumor, que mostra atenuação dos tecidos moles. As tomografias computorizadas são também inestimáveis na avaliação dos tumores de lóbulos profundos e ajudam a diferenciá-los dos tumores que surgem no espaço para-faríngeo. As tomografias computorizadas são particularmente úteis na avaliação da erosão óssea30. Os tumores malignos têm margens mal definidas, apresentam um realce irregular e estendem-se para além do confinamento da glândula normal. A tomografia computorizada com aumento do contraste intravenoso é actualmente o estudo de escolha para a avaliação das massas parotídeas ou das massas parafaríngeas.

VII. Ressonância magnética por varrimento26

É superior à TC para melhor identificação da arquitectura interna da glândula e melhor definição da borda do tumor. Proporciona imagens multiplanares directas sem a necessidade de agentes de contraste e radiação ionizante. Os avanços recentes na RM são o gadolínio (um composto para-magnético melhora as lesões vasculares) e a angiografia por RM. A RM também é igualmente valiosa na avaliação de tumores parótidos profundos dos lobos. A RM também é útil na demonstração da extensão do tumor ao longo dos nervos cranianos. O contraste entre o tumor e o tecido circundante é maior do que com a tomografia computorizada, mas os detalhes dos tecidos são menos bem definidos. Nas imagens ponderadas em T1 e T2, a parótida dá maior sinal do que outras glândulas salivares devido ao aumento do teor de gordura. Ajuda a diferenciar a natureza benigna da natureza maligna do tumor salivar ao conhecer a margem (lisa/infiltrativa), sólida/cística, necrose ou áreas hemorrágicas dentro do tumor, e o tumor maligno apresenta imagens melhoradas de gadolínio. O tumor de lóbulo profundo de parótida pode ser diferenciado de uma massa parafaríngea, em que esta mostra um plano de gordura em toda a volta, mas o tumor parótico mostra uma ligação ao lóbulo superficial. Também ajuda a diferenciar a fibrose pós-operatória dos nódulos recorrentes. Em caso de tumor maligno, mostra envolvimento da artéria carótida ou outra estrutura que indique inoperabilidade. Distingue a compressão ou invasão do nervo facial.

Desvantagens:

- Não mostra pedra e osso.

- Muitas tentativas para determinar benignidade de natureza maligna foram mal diagnosticadas, interpretando benignidade como malignidade (CT-39% e MRI-35%). O consenso é que a RM não pode ser usada com confiança para distinguir massas benignas e malignas.

Viii. Tomografia por emissão de pósitrões26

É utilizado para diferenciar os tumores benignos dos malignos com base em lesões malignas com maior taxa metabólica e maior incorporação de glucose fluorodeoxi rotulada por rádio do que as lesões benignas.

Ix. CT Sialografia:

É considerado útil na preparação do mapeamento tumoral para cirurgia. Especificamente a localização dos tumores em relação ao lobo profundo, ao nervo facial e ao espaço faríngeo para-faríngeo pode ser avaliada. A radiografia por TC não pode definitivamente diagnosticar ou excluir a malignidade para evitar a necessidade de cirurgia.

X. Radionuclídeo Scan:

O Technetium 99 é utilizado para o estudo. O Technetium 99 tem uma meia-vida de 6½ horas. O tumor de Warthin aparece como um ponto quente após injecção na via intravenosa e varrimento feito com um contador de detecção de radiação mantido sobre o tumor.

XI. Secção Congelados:

A avaliação da eficácia e da utilidade do estudo da secção congelada produziu resultados variáveis. É utilizado para avaliar as margens de ressecção. A taxa de precisão da secção congelada é de 71%. O exame intra-operatório das neoplasias salivares é um procedimento preciso que pode ajudar o cirurgião a determinar a extensão da cirurgia necessária, especialmente para as neoplasias parótidas. Obviamente a utilidade deste procedimento depende da perícia do patologista em fornecer um diagnóstico preciso e a sabedoria do cirurgião na aplicação desta informação. O erro mais comum com esta técnica é diagnosticar erroneamente um carcinoma mucoepidermoide como lesão benigna.

TRATAMENTO54

O tratamento é um desafio devido à sua infrequência, à sua imprevisibilidade e comportamento biológico variado e ao seu risco prolongado de recorrência. A cirurgia parotídea para doenças benignas pode ser realizada com segurança em centros mais pequenos como em centros mais altos54. Ao formular um plano de tratamento, devem ser tidos em conta os seguintes factores que podem afectar o prognóstico.

1. Diagnóstico histopatológico

2. 2. Metástases dos gânglios linfáticos

3. Paralisia dos nervos faciais

4. Envolvimento da pele

5. Tumor recorrente

6. Metástase à distância

7. Sensibilidade à radiação

PRINCÍPIOS DO TRATAMENTO DOS PRINCIPAIS TUMORES DAS GLÂNDULAS SALIVARES [55]:

Parotid Gland

T1, T2 (Classe baixa): Parotidectomia superficial ou total com preservação do nervo facial

T1, T2 (grau elevado): Parotidectomia total com dissecção do pescoço apenas para N+ Pescoço e radioterapia pós-operatória

T3: Parotidectomia total, dissecção do pescoço apenas para N+ Pescoço e radioterapia pós-operatória

T4: Parotidectomia total com ressecção da pele, mandíbula, músculos e osso temporal, conforme necessário para obter margens cirúrgicas livres. Sacrifício do nervo VII com reconstrução imediata se o nervo estiver envolvido. Dissecção do pescoço apenas para N+ Pescoço.

Gland submandibular55:

T1 e T2 (Classe baixa): Excisão da glândula submandibular

T1 e T2 (grau elevado): Grande excisão do triângulo submandibular. Preservar os nervos, a menos que estejam envolvidos. Radioterapia pós-operatória

T3: Dissecção do pescoço (incluindo nervos) com radioterapia pós-operatória

T4: Cirurgia para adaptação à extensão da doença com radioterapia pós-operatória

CIRURGIA DOS TUMORES DAS GLÂNDULAS SALIVARES

A cirurgia é a principal permanência do tratamento dos tumores das glândulas salivares, tanto benignos como malignos. A cirurgia dos tumores das glândulas salivares nunca se desenvolveu realmente até à Segunda Guerra Mundial, devido ao medo de ferir os nervos e em parte também devido ao risco sempre presente de propagação da infecção ao longo dos planos faciais, durante a era pré-antibiótica.

Princípios Cirúrgicos em Tumores de Glândulas Salivares

- A remoção de toda a massa tumoral deve ser feita em Toto, sem quebrar a cápsula ou produzir derramamento.

- A integridade de nervos importantes deve ser mantida quando praticável. É necessário identificar o nervo facial e os seus ramos através de uma dissecação meticulosa.

- Evitar a lesão do canal parotídeo, que pode levar à fístula salivar.

CIRURGIA DA GLÂNDULA PARÓTIDA

Preparação Pré-Operativa

- Aconselhar o paciente sobre a paralisia transitória ou permanente do nervo facial feita no momento da admissão e antes da cirurgia.

- Consentimento Escrito e Informado: É um bom princípio explicar a possibilidade da lesão nervosa do paciente antes da cirurgia da glândula salivar.

- Avaliação pré-anestésica.

- 0,5 ml de injecção de TT.

- Tab. diazepam 5 mg e bloqueador de H2 na noite anterior à cirurgia.

- Nulo por boca durante 10 horas.

- Preparação do campo operatório - raspado limpos cerca de 5 cm em torno da orelha externa em todas as direcções.

Anestesia:

A anestesia geral por tubo endotraqueal é obrigatória. A cirurgia pode ser acompanhada de

anestesia hipotensa para facilitar a dissecção, melhorar o campo cirúrgico visual e reduzir a perda de sangue. Isto segue a dose habitual de tiopentona e succinilcolina para o sono. Deve ser dada preferência a uma técnica respiratória relaxante de pressão positiva intermitente, que elimina qualquer possibilidade de esforço sem o congestionamento durante a operação. A anestesia é mantida com vecurónio e halotano. Isto produz um ligeiro grau de hipotensão, o que é vantajoso uma vez que diminui a hemorragia operatória. Apesar da apneia produzida por estes dois fármacos, ainda existe tónus suficiente nos músculos faciais para responder ao uso de um estimulador nervoso pelo cirurgião durante a Dissecação Parotídea.

Posição do Paciente:

O paciente em supino, a cabeça é virada para o lado oposto com o pescoço estendido. A extremidade da cabeça é elevada em 15° para diminuir o ingurgitamento venoso. O meato acústico externo é tapado com algodão estéril; toalhas são colocadas expondo o lado do rosto, para notar tremores, durante a operação.

PROCEDIMENTOS CIRÚRGICOS

1. Parotidectomia superficial conservadora56,57

A expressão "**Parotidectomia Supra-facial**" tem sido utilizada porque nem todos os ramos do nervo facial precisam de ser formalmente dissecados, particularmente se um tumor estiver no pólo inferior da glândula parótida. O procedimento cirúrgico mínimo para as neoplasias da glândula parótida é a parotidectomia superficial com preservação do nervo facial.

Indicação: Todos os tumores parotídeos benignos confinados ao lobo superficial.

Técnica: Por incisão "S" preguiçosa (incisão de Sistrunk ou Patey ou Modified Blair, incisão cervical pré-auricular da mastoide), a glândula parótida é exposta56. Alguns cirurgiões utilizam uma incisão em forma de "Y", em que os dois membros do "Y" se encontram encostados ao pinhão. Incisão feita através da pele, do tecido subcutâneo até ao músculo platysma na região cervical e até à fáscia parotídea na região pré-auricular.

REGRA DE OURO: "Por baixo da platysma no pescoço, mas por cima da platysma no rosto".

A incisão começa em frente ao trago em frente da orelha e curva-se em volta, o lóbulo da orelha em prega lobar facial para alcançar a mastoide; a distorção pós-operatória do lóbulo da orelha minimizada ao permitir que 2-3 mm de pele fiquem com o lóbulo. A partir daí a incisão curva suavemente para baixo na segunda prega da pele cervical superior até à ponta do osso hióide, ao nível do músculo esternomastóide, mantendo duas distâncias de largura dos dedos a partir da borda inferior da mandíbula para evitar a transecção do nervo mandibular marginal. Uma curva suave na componente pós-auricular da incisão é essencial para evitar a necrose do retalho cutâneo. A incisão é normalmente iniciada a partir da parte inferior para maior conveniência, de modo a que o sangue da parte superior da incisão não obscureça a visão.

Aba cutânea elevada de póstero-inferior para antero-superior, deixando uma fina camada de gordura sobre a fáscia parotídea e o músculo platysma. O retalho póstero-inferior reflecte-se do processo mastóide e das fibras superiores do músculo esternomastóide, de modo a expor a fina língula do tecido parotídeo que se sobrepõe a estas estruturas. O retalho cutâneo anterior é levantado até à borda anterior da glândula. A aba superior, incluindo o lobo do pinna, é reflectida para cima até às placas cartilagíneas, que formam o fundo do canal auditivo externo. A elevação da aba é continuada até à exposição de toda a glândula. Deve ter-se cuidado ao aproximar-se a borda anterior da glândula parótida, pois os ramos do nervo facial tornam-se superficiais neste ponto. O nervo auricular maior é visto pela primeira vez a correr do meio da borda posterior do músculo esternomastóide até ao pinna, paralelamente à veia jugular externa. É dividido ou retraído.

A mobilização da parte posterior da glândula por dissecção com tesoura começa com a elevação da língula do tecido parotídeo de modo a expor o processo mastóide e a fixação tendinosa do músculo esternomastóideo. A língula pode ser levantada para a frente com uma pinça de artéria mosquiteira desde que não afecte o tumor. A hemostasia absoluta deve ser mantida com diatermia para que a hemorragia não interfira no reconhecimento do nervo facial. A glândula é mobilizada até ao nível da barriga posterior do músculo digástrico, onde o processo estilóide pode ser sentido profundamente a este músculo. O espaço entre a cauda da glândula e o meato acústico externo é desenvolvido para expor o nervo facial. O tronco principal do nervo facial é identificado. A tunelização ao longo de cada um por sua vez expõe as divisões superior e inferior com os ramos nomeados. Um par de pinças mosquiteiras é bem adequado para este fim. A tunelização deve ser feita com cuidado e o tecido comunicante entre as partes superficiais e profundas da parótida dividido sucessivamente dentro do campo de visão produzido por esta manobra. Isto permite que o tecido parotídeo superficial seja levantado gradualmente expondo a distribuição anatómica completa do nervo facial. A hemostasia meticulosa deve ser mantida a todo o momento para permitir a identificação e visualização dos ramos do nervo facial. A dissecção é continuada até à borda anterior da glândula, quando todo o lobo superficial pode ser removido. Finalmente, o ducto parotídeo é ligado e transectado. Após a remoção do tumor, a hemostasia é realizada cuidadosamente com cautério bipolar. Antes do encerramento da incisão, o paciente é colocado numa posição de Trendlenberg para identificar os vasos hemorrágicos. A colocação do dreno de sucção e do penso de pressão é então aplicada para evitar hematoma pós-operatório.

2. Parotidectomia total conservadora26:

Indicações:

- Todos os tumores malignos.

- Todos os tumores benignos envolvendo tanto o lóbulo superficial como o profundo do parótido.

- Todos os tumores benignos do lóbulo profundo, onde o lóbulo superficial tem de ser removido como uma etapa preliminar.

Técnica: Neste ambos os lóbulos, superficial e profundo são removidos, deixando o nervo facial intacto. Os passos da cirurgia são idênticos ao procedimento anterior de parotidectomia superficial conservadora. No final da remoção do lóbulo superficial, o nervo facial é levantado com um gancho nervoso ou uma funda de látex suavemente e por uma combinação de dissecção brusca e romba o lóbulo profundo é removido. Os vasos sanguíneos, nomeadamente a carótida externa e a veia jugular externa, são duplamente ligados de forma inferior e os seus ramos superiores para minimizar a hemorragia.

3. Parotidectomia semiconservadora58

O termo semi-conservador refere-se à preservação de poucos ramos do nervo facial. A operação é realizada quando não está envolvido todo o nervo facial, embora com o sacrifício de um ou mais ramos do nervo facial, com remoção da glândula com tumor. Após a remoção de toda a glândula deve ser feita uma tentativa de reparação primária dos ramos cortados, quer por oposição primária, quer por enxerto nervoso (grande nervo auricular).

4. 4. Parotidectomia radical56: (Parotidectomia total com sacrifício do nervo facial)

Indicações:

- Paralisia pré-operatória do nervo facial.

- Se, no intra-operatório, houver evidência de infiltração grosseira ou encasamento do nervo pelo tumor, mesmo em presença de função facial pré-operatória normal59. Realizá-lo com sacrifício do nervo facial se o nervo ou as suas principais divisões estiverem rodeados pelo tumor56.

Técnica: A glândula parótida inteira é removida juntamente com o nervo facial. O tronco do nervo facial ou as suas principais divisões superiores e inferiores são isolados e divididos. A preservação da primeira divisão do nervo facial facilita a reparação posterior por enxerto, desde que não prejudique a remoção do tumor. Os marcadores, quer por ligaduras de seda preta, quer por clips de prata, podem ajudar na identificação após a excisão. A glândula parótida e o tumor são dissecados para a frente do músculo masséter e da cápsula da articulação temporo-mandibular. A extremidade da artéria carótida externa é encontrada ao enrolar-se à volta da borda posterior do ramo vertical da mandíbula. Está dividida e ligada a este nível, bem como os seus ramos, à medida que são encontrados. Os grandes tributários venosos, que seguem a veia facial posterior, devem ser tratados de forma semelhante. O ducto parotídeo pode ser reconhecido como a sua rotação para penetrar medialmente nos músculos da bochecha onde pode ser anteriormente ligado. Se o ducto parotídeo estiver envolvido, pode ser excisado com o punho do músculo e da mucosa. A mucosa é fechada com suturas de catgut crómico interrompidas. A transição da substância da glândula parótida para a fáscia da bochecha e tecido fibrogorduroso é facilmente reconhecida e a divisão da fixação do tecido mole remanescente completa a excisão da glândula. Este procedimento pode incluir a ressecção da pele, da mandíbula, do músculo e do osso temporal, determinada pela extensão da lesão primária, com reconstrução primária seguida de radioterapia pós-operatória. Os defeitos cutâneos devem ser reparados utilizando retalho local aleatório, desde que proporcionem uma área de superfície suficiente ou retalhos axiais regionais para defeitos maiores. Se algum dos ramos do nervo facial puder ser preservado, então o procedimento é chamado de "**Parotidectomia Semiconservadora**". Para tumores de lobos profundos muito grandes, a parótida é abordada trans-mandibular, por osteotomia da mandíbula e refixando-a após o procedimento. Para tumores malignos infiltrados profundamente, são retirados a serosa faríngea e o músculo pterigóides.

5. Parotidectomia Radical Prolongada60:

A parotidectomia radical pode ser alargada para incluir estruturas contíguas como o ramo ascendente da mandíbula (e ocasionalmente a articulação TM), o arco zigomático, o músculo temporal e esternomastóide, bem como a parte inferior do músculo pterigóides (medial), o meato ósseo e cartilaginoso e o processo mastóide. Esta operação é normalmente realizada em conjunto com uma dissecção radical do pescoço. A pele pode estar envolvida em tumores malignos. A moldagem da excisão como uma elipse que se segue à incisão e depois a realização de um mini-face lift pode reconstruir a maioria dos casos. Os defeitos maiores são preenchidos utilizando apenas músculo pediculado ou abas mio-cutâneas (pectoralis major ou latissimus dorsi) ou transferência livre de tecido (latissimus dorsi ou rectus abdominis).

TIPOS DE INCISÃO

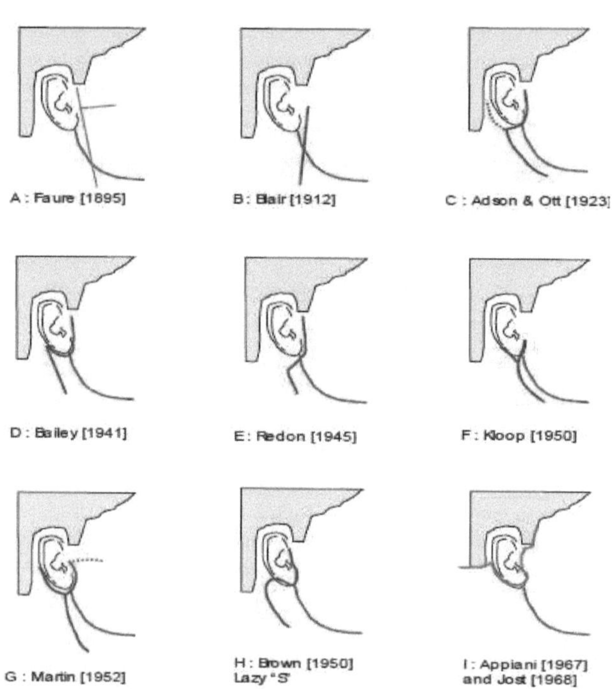

Identificação do nervo facial durante a cirurgia parotídea55

Os pontos de referência úteis para o tronco nervoso facial incluem:

O **"ponteiro cartilaginoso"** ou "tragal pointer", que é na verdade a ponta anterior da porção traiçoeira da cartilagem da orelha externa . Diz-se que o tronco tem 1 cm de profundidade e 1 cmm inferior ao ponteiro.

A barriga posterior do músculo digástrico e a sua inserção mastóide, que é ligeiramente lateral ao forame estilomastóide; a sutura do tímpanomastóide, que pode ser apreciada pela palpação.

Diz-se que o tronco está a 6 a 8 mm da "extremidade inferomial da sutura", infelizmente, existe alguma controvérsia sobre o que representa a extremidade da sutura.
A artéria estilomastóide corre com a sua veia alguns milímetros lateralmente ao nervo facial. A artéria estilomastóide surge de ramos da carótida externa e segue o nervo facial no forame estilomastóide;
O processo estilóide que se localiza no fundo do nervo facial . Pode ser palpado, mas a sua visualização antes da identificação do nervo geralmente significa que o nervo foi lesado.
O marco mais constante para o nervo facial é no forame estilo/mastóide, entre o processo estiloide e mastóide. Durante a parotidectomia de rotina, no entanto, o acesso completo a esta região é difícil. Os seguintes pontos de referência e técnicas podem ser utilizados para a identificação do nervo facial:

- 1 cm de profundidade, 1 cm inferior e 1 cm anterior à extremidade triangular do trago chamado ponteiro tragal, também chamado **ponteiro de Conley**.

- Um marco mais constante é a linha de sutura timpano-mastóide. É uma ranhura que é facilmente palpada entre as porções mastoidais e timpânicas do osso temporal. Os nervos saem do forame estilo/mastóide de 6-8 mm medial à linha de sutura.

- A margem cefálica posterior do ventre posterior do digástrico e a sua fixação à mastoide tem sido utilizada para identificar o tronco. O Nervo é aproximadamente 1,5 cm antero-craniano até ao ponto.

- A base do processo estilóide é de 5 a 8 mm de profundidade até à linha de sutura do tímpano-mastóide.

- **Técnica Hamilton-Bailey** - Ramo de rastreio desde a distal até à proximal.

- O nervo facial encontra-se no aspecto postero-lateral do processo estilóide próximo da sua base.

- Técnica retrógrada - é abandonada. O ramo cervical do nervo facial localiza-se lateralmente à divisão posterior da veia retro-mandibular. O traçado da veia jugular externa superior à divisão posterior da veia retro-mandibular levará ao ponto em que o ramo cervical atravessa a veia. O ramo marginal pode ser encontrado atravessando a veia facial traçando a veia superior a partir do pescoço.

- Os ramos bucais (presentes 1 cm abaixo do zigoma) podem ser identificados com uma dissecação cuidadosa junto ao ducto Stensen e este fica apenas superior aos ductos.

- Os ramos Zigomatico-temporais são identificados ascendendo sobre o arco zigomático a meio caminho entre o trago e o canthus lateral do olho, e anterior à artéria temporal superficial. Estes ramos são traçados proximalmente ao pes anserinus.

- Através do uso de estimulador nervoso.

Complicações Pós-Operatórias após Cirurgia Parotídea:

- Hematoma / Seroma

- Necrose da aba

- Infecção

- Paralisia facial temporária

- Paralisia facial permanente

- Fístula parótida

- Dormência facial

- Dormência do ouvido associada a grandes danos nos nervos auriculares

- Síndrome de Frey

CIRURGIA DA GLÂNDULA SUBMANDIBULAR56

A simples excisão é feita para tumores benignos e sialadenite inflamatória crónica com pedras ductais. Os tumores das glândulas submandibulares com envolvimento dos gânglios linfáticos, mas não fixados às estruturas subjacentes, são tratados por ressecção em bloco da glândula com remoção dos **gânglios linfáticos submandibulares** e **sub-mentais**.

Princípios

A ressecção da glândula salivar submandibular não resulta num défice funcional apreciável. Uma vez que não passam nervos ou outras estruturas importantes através da glândula, a extirpação não deve causar qualquer morbilidade. Encontra-se um número variável de gânglios linfáticos adjacentes à glândula submandibular, ao longo do ramo horizontal da mandíbula em relação aos vasos faciais ou sobre a glândula. Ao contrário da parótida, os gânglios nunca são intraglandulares nesta região. As únicas condições benignas importantes das glândulas submandibulares são os tumores mistos e as lesões inflamatórias. Cerca de 50% dos tumores da glândula submandibular são malignos. Normalmente não é possível distinguir clinicamente as lesões benignas das malignas. Assim, em todos os casos de neoplasia salivar sub-mandibular, ressecamos rotineiramente a glândula salivar e os gânglios linfáticos associados da região sub-mandibular.

1. Excisão total

Indicação: Todos os tumores benignos e malignos da glândula submandibular.

Técnica: Sob anestesia geral, com o paciente posicionado da mesma forma que para a cirurgia parotídea, são colocados cortinados para expor o campo operatório. Incisão da prega da pele cervical superior de duas polegadas de comprimento, que começa a uma largura de dois dedos (3 cm) a partir da borda inferior da mandíbula e no ponto dois centímetros anterior ao ângulo da mandíbula. A incisão é aprofundada, cortando a platysma e a fáscia profunda em um trecho e o retalho superior é refletido para cima, para proteger o nervo mandibular marginal, que está presente no retalho. O nervo mandibular marginal irá rodar superficial à fáscia da glândula submandibular e sob o músculo platysma, normalmente acima da borda inferior da glândula. O ramo cervical do nervo facial no ângulo da mandíbula também não é perturbado, uma vez que a incisão é anterior a esta. Em alternativa, o nervo mandibular marginal pode ser preservado se a veia facial for identificada, ligada e atravessada, enquanto que a incisão é feita na fascia da glândula submandibular na borda inferior da glândula. A dissecção continua a libertar a glândula submandibular do tecido circundante da face inferior da mandíbula e a parte anterior da glândula é agora mobilizada através da dissecação do músculo mio-hioideoide. A artéria facial é vista no aspecto mais profundo da parte póstero-superior da glândula, onde é ligada e dividida e a glândula é libertada, a artéria facial é novamente ligada na borda anterior do masséter. O lóbulo superficial está totalmente livre. É colocado um gancho sob a borda posterior do músculo miohióide, que é retraído medialmente e anteriormente, e por dissecção romba é também removido o lóbulo profundo, tendo o cuidado de não danificar o nervo lingual acima e o nervo hipoglossal abaixo. A conduta é traçada o mais para a frente possível, ligada e dividida. A cirurgia está agora completa. A ferida é fechada em duas camadas, primeiro a platysma e depois a pele depois de manter um dreno na parte dependente. O supra-omohióide, MRND ou dissecção radical do pescoço pode ser apropriado dependendo do nível de envolvimento dos nós do pescoço. [1]

2. A operação de comando

Indicação: Tumor maligno submandibular que é fixado à mandíbula com metástase dos gânglios linfáticos cervicais. É a ressecção em bloco da glândula, glândula submandibular e sublingüe com estruturas adjacentes.

Técnica: A glândula submandibular é removida de acordo com o procedimento acima descrito, juntamente com a parte da mandíbula envolvida e o gânglio linfático alargado. Isto é excisão ampla, hemimandibulectomia e dissecção radical do pescoço.

Os nervos cranianos estão em risco durante a remoção da glândula submandibular:

1. Nervo marginal mandibular

2. Nervo linguístico

3. Nervo hipoglossal

Complicações da cirurgia da glândula submandibular

- Hematoma
- Infecção por feridas
- Lesão do nervo mandibular marginal
- Lesão do nervo hipoglossal
- Lesão nervosa linguística
- Anestesia sub-mental da pele por transecção do nervo para o músculo miohióide.

CIRURGIA DA GLÂNDULA SUBLINGUAL52

Esta glândula é raramente envolvida pelo tumor e é melhor excisada pela via oral. Do ponto de vista das suas neoplasias e da forma como são geridas cirurgicamente, a glândula sublingual é, em muitos aspectos, como uma pequena glândula salivar. Ambos são locais raros para o tumor e a incidência dos vários tumores, que ocorrem, são em grande parte semelhantes, com os tipos malignos, particularmente o "**carcinoma cístico adenoideano, muito mais comum do que a glândula parótida**". Com a sua proximidade da superfície da mucosa do pavimento anterior da boca, não há contra-indicação para o uso da biópsia. Como consequência, o cirurgião opera com um diagnóstico histológico adequado. O tratamento cirúrgico é largamente semelhante ao do carcinoma espinocelular do mesmo sítio da mucosa, com a provisão de que os tumores salivares são resistentes à radioterapia. O cirurgião que baseia a extensão da sua ressecção no pressuposto de que a radioterapia pós-operatória não está disponível como coadjuvante de valor real é o mais susceptível de tratar o doente de forma eficaz. A reconhecida capacidade de propagação peri-neural silenciosa ou carcinoma cístico adenoideano pode também levar o cirurgião a alargar consideravelmente as suas margens de depuração, face a este tumor específico.

TRATAMENTO CIRÚRGICO DOS TUMORES DAS GLÂNDULAS SALIVARES MENORES

Princípios

Os tumores salivares benignos da cavidade oral são geralmente bem circunscritos e facilmente excisados, embora em algumas regiões (por exemplo, palato, mandíbula) as margens de ressecção sejam limitadas. Os limites dos tumores salivares malignos intrabucais são difíceis de determinar clinicamente. O uso recente do TAC tem sido de grande ajuda. Uma quantidade variável de osso do palato ou da mandíbula pode ter de ser ressecada com tumores sobrejacentes para se ultrapassar a mesma. Os tumores salivares malignos da cavidade nasal e/ou dos seios paranasais são geralmente diagnosticados tardiamente e invadem frequentemente áreas adjacentes, como a órbita, a cavidade craniana ou a fossa pterigóides inacessível. A utilização de estudos de raios X, tomografia e TAC é vital para uma avaliação adequada da sua extensão.

GESTÃO DO NÓ DO PESCOÇO26

A dissecção abrangente do pescoço, quer seja um MRND ou RND, é indicada quando existem nós clinicamente positivos. A dissecção selectiva do pescoço não pode ser indicada no carcinoma muco-epidermoide de alta qualidade e nos carcinomas espinocelulares da glândula parótida, bem como nos adeno-carcinomas da glândula parótida.

Nesses casos, os cinco níveis devem ser dissecados (A MRND-Type 3). No entanto, como a operação é normalmente realizada com uma parotidectomia (dissecção prolongada do pescoço), a remoção do músculo esternomastóide facilita a identificação do nervo facial, de modo que a rapidez e a facilidade de operação muitas vezes ditam que é mais conveniente realizar uma RMN com tumores de baixo grau, a amostragem do nó do pescoço pode ser realizada no nível 1 com secção congelada.

A doença positiva facilita o processo de dissecção do pescoço. Armstrong e associados, em 1992, sugeriram o tratamento opcional do pescoço em pacientes com tumores de grau elevado de qualquer tamanho ou tumores de grau baixo de pelo menos 4 cm; dissecação de nível I, II e III para identificar doenças ocultas.

Gestão pós-operatória

O paciente é examinado no pós-operatório imediato quanto à função dos nervos facial, lingual e hipoglossal. A administração de analgésicos é feita durante 3 dias e de antibióticos durante 5 dias. A lavagem oral/gargarejo no pós-operatório diminui as hipóteses de infecção da cavidade oral. O tubo de drenagem é retirado no 2º ou 3º dia. As suturas são removidas no 5º dia.

COMPLICAÇÕES DA CIRURGIA61·62

A complicação da cirurgia das glândulas salivares pode ser resumida da seguinte forma.

Início	Atrasado (após 6 meses)
• Lesões nos nervos	• Síndrome de Frey
• Hemorragia/hematoma	• Hiperestésia da pele local
• Fístula salivar /sialocoel	• Deformidade cosmética
• Infecção	• Recrutamento de tumores
• Necrose da aba cutânea	• Amputação neuroma de grande nervo auricular
• Seroma	• Cicatriz quelóide / Hipertrófica
• Trismus	• Xerostomia

1. Lesões nos nervos62

O nervo facial pode estar envolvido na cirurgia da glândula parótida. A paralisia parcial ou total de todos os ramos do nervo facial pode ocorrer como uma complicação precoce. A paralisia temporária do nervo facial, envolvendo todos ou apenas um ou dois ramos do nervo facial, ocorre em 10-30% dos casos. A incidência de paralisia do nervo facial é maior com parotidectomia total do que com parotidectomia superficial. Isto pode estar relacionado com lesão por estiramento ou o resultado de interferência cirúrgica do vasa-nervosum.

A paresia temporária resolve-se geralmente de semanas a meses de pós-operatório. A paralisia do nervo facial é também mais comum após a cirurgia para tumores recorrentes. O nervo mandibular marginal é o mais comum a ser lesado na cirurgia da glândula parótida e glândula submandibular, porque é mais fino que outros ramos e também é mais vulnerável, devido à sua proximidade de incisões cirúrgicas. Uma lesão deste nervo produz uma fraqueza persistente do lábio inferior do mesmo lado.

Owen E R et al (1989) reportaram 9% de incidência de paralisia facial permanente Owen E R et al (1989) reportaram 9% de incidência de paralisia facial permanente e 38% de paralisia facial temporária63. A função nervosa volta normalmente em 3-6 meses, mas pode demorar até um ano. A tarorrafia pode ser necessária para proteger o olho até que a função recupere o retorno espontâneo dos movimentos faciais após a divisão cirúrgica do VII nervo.

O nervo facial pode ser reparado através da utilização de um enxerto de nervo. Não é possível a utilização de um enxerto de nervo através de uma técnica que ligue o nervo hipoglossal ipsilateral a ramos do nervo facial.

Uma lesão do **nervo auricular maior62** resulta em dormência do pinna, mas alguma recuperação tem lugar devido à sobreposição dos nervos sensoriais circundantes na vizinhança. A recuperação levará de 6 a 9 meses a ocorrer.

O nervo lingual pode ser ferido durante a cirurgia na glândula submandibular muito raramente, o que provoca anestesia ipsilateral da língua.

A lesão do nervo hipoglossal62 ao nervo hipoglossal, causando o desvio da língua para o mesmo lado, é muito rara. Estas estão associadas às cirurgias das glândulas submandibulares. As lesões nervosas podem ser evitadas através de dissecção meticulosa, evitando o cautério diatérmico próximo do nervo e minimizando a sucção mecânica perto do nervo, o que pode causar neuropraxia.

Um estimulador nervoso periférico e uma lupa óptica são equipamentos standard, utilizados para identificar e proteger todos os nervos no momento da cirurgia. As lesões nervosas são mais comuns quando se opera com tumores recorrentes e tumores malignos.

A paralisia do nervo facial pode ser incapacitante para o paciente, tanto do ponto de vista funcional como cosmético. Há uma série de procedimentos disponíveis para os tratar; tanto a reparação nervosa como a correcção cirúrgica plástica. Se o nervo for cortado e as extremidades cortadas forem identificadas, é melhor realizar uma anastomose términoterminal, na mesma sessão.

Se existir uma lacuna no nervo, a reconstrução do nervo facial - enxerto de nervo do cabo utilizando um nervo auricular / nervo sural maior para colmatar o defeito é o procedimento padrão feito no momento da cirurgia. Um enxerto de nervo hipoglossal (XII-VII enxerto) também pode ser tentado; a transferência temporal e a transferência muscular do masséter são outras alternativas A tarorrafia temporária, o implante de peso de ouro, as lacerações artificiais, a pomada lubrificante são utilizadas para evitar a exposição à ceratite.

2. Hemorragia e hematoma62

Uma vez que o local operativo é uma área dependente, a recolha de soro e sangue não é infrequente. Raramente a hemorragia pode provir de uma legação escorregadia de um ramo da artéria facial ou veia facial anterior. A colheita é aspirada diariamente e o penso de pressão é aplicado até cessar. É melhor evitar uma hemorragia significativa através de uma dissecção cuidadosa, isolamento e ligadura dos vasos. A incidência de hematoma varia de 0,8-16% após cirurgia da glândula parótida.

2. Síndrome de Frey30[,60]

Sinónimo: Sudorese **Gustativa** / Síndrome de Salivação Térmica / Síndrome de Auriculo Temporal) É visto após cirurgia na parótida, resulta da regeneração normal das fibras parassimpáticas pós-ganglionares secreto-motoras da glândula parótida de forma mal direccionada para interiorizar a glândula sudorípara (cujas fibras simpáticas pós-ganglionares são cortadas) na pele sobre o nervo causando inervação cruzada. O suor, o calor e a vermelhidão do rosto como resultado da estimulação salivar caracterizam a síndrome de Frey pelo sabor dos alimentos ou pelo cheiro dos mesmos. Os sintomas aparecem normalmente em 1½-2 anos a partir do momento da cirurgia. Os estímulos que normalmente promovem as secreções parótidas resultam em suor, rubor e dor sobre o local operado. **"Observa-se uma maior incidência da síndrome de Frey com um retalho superficial à platysma, mas uma menor lesão nos ramos terminais do nervo facial"[64].**

Teste do iodo de amido: A pele envolvida é pintada com iodo e seca. O amido seco aplicado sobre esta zona tornar-se-á azul devido a mais suor na zona da síndrome de Frey.

Tratamento da síndrome de Frey

1. Agentes da actualidade

a. Antiperspirantes - Eficazes em casos mais leves

b. Preparações anticolinérgicas Escopolamina 3%, Glicopirrolato 1%, Sulfato de metilo.

2. Terapia por radiação: É necessária uma dose de 50 Gy para controlar a sudorese gustativa.

3. Procedimentos cirúrgicos

a. Enxertia dérmica

b. Enxertia de gordura

c. Avulsão do nervo aurículo-temporal

d. Aba de interposição da fáscia temporal

e. Interposição Fascia-lata

f. Flap de interposição esternocleidomastoideo

g. Neurectomia timpânica - divisão do nervo de Jacobson no promontório do

ouvido médio por timpanotomia.

h. Interposição celular do colagénio dérmico humano (Alloderm)

i. Injecção de álcool do gânglio

j. Injecção local de toxina botulínica

Isto pode ser evitado através da elevação de uma aba grossa ou pela inserção de uma aba gorda sob a pele no momento da cirurgia.

4. Fístula salivar/sialocoele62

A incidência é de 0,2-3,3% e 3-6,5%, respectivamente. A glândula parótida e o seu ducto após a cirurgia são propensos à formação de fístulas, semelhantes a qualquer outra glândula. A fístula pode ser da glândula ou do ducto, interno ou externo.

Fístula da conduta: Quando o lóbulo superficial é removido, a conduta deve ser ligada com uma sutura não absorvível o mais anterior possível, para que a saliva do lóbulo profundo não escorra através dele. Se a conduta comum for ligada, o lóbulo profundo atrofia, mesmo que não seja removida e a incidência da fístula é quase nula.

Fístula glandular: Se a fístula é da superfície bruta após parotidectomia superficial, os sintomas diminuem no prazo de um mês, com tratamento conservador - penso de pressão, medicamentos anticolinérgicos locais ou sistémicos. Quando a neurectomia timpânica não for bem sucedida no tratamento das fístulas crónicas, desde que seja efectuada uma interrupção completa do nervo de Jacobson. Foi observada uma paragem imediata e bem sucedida do fluxo da fístula parotídea sem recidiva64.

Tratamento da fístula parótida:

Fístula da conduta: Quando uma fístula está ligada à conduta principal - deve ser feita a reconstrução da conduta principal com a operação de Newman ou Seabrock. Se a reconstrução falhar a ressecção do nervo aurículo-temporal efectuada. Se o método acima descrito falhar a parotidectomia completa feita com preservação do nervo facial.

5. Deformidade cosmética:

A colocação da incisão na prega cutânea é quase imperceptível. Outra fonte de preocupação estética é a **depressão cirúrgica** ou oco resultante da ressecção da glândula parótida, particularmente após a parotidectomia total62. Outros problemas estéticos são a cicatriz hipertrófica e o quelóide.

6. Reincidência de tumores das glândulas salivares54[,60,62]

Adenoma pleomórfico recorrente66 Um adenoma pleomórfico recorrente é caracterizado grosseiramente no tecido da glândula salivar, no tecido adiposo adjacente à glândula ou no tecido cicatrizado de um procedimento cirúrgico anterior. Os tumores mistos histológicos recorrentes têm os mesmos padrões de crescimento e características citológicas do adenoma pleomórfico. O carcinoma pode surgir de adenomas pleomórficos recorrentes, pelo que, quando se procede à ressecção, cada nódulo é examinado para detecção de malignidade.

Os adenomas pleomórficos recorrentes têm sido designados por crescimento semi-maligno devido à sua tendência para a recorrência e risco de degeneração maligna. A incidência de degenerescência maligna tem sido elevada para 47,7%. O tratamento cirúrgico do adenoma pleomórfico recorrente é dificultado não só pelo potencial encasamento do nervo na cicatriz, mas também pela distorção dos pontos de referência habituais e pelo deslocamento do nervo em resultado de uma cirurgia anterior.

A segunda recorrência estimada é de cerca de 25% após a primeira. A insatisfação com a elevada incidência de recidivas tumorais após a enucleação levou ao desenvolvimento de parotidectomia superficial e total, poupando o nervo facial. O risco de recidiva ocorre quando ocorre ruptura capsular durante a parotidectomia e o aumento da recidiva está associado à remoção incompleta da cápsula.

Maynard mencionou o uso de irrigação liberal de feridas com água esterilizada e possível uso de radioterapia nestes casos de ruptura capsular. Em caso de derrame tumoral ou quando não for possível excisar uma margem adequada com a neoplasia, deve ser considerada a radioterapia. Ocorre em ambos, tumor benigno e maligno; pode recidivar loco-regionalmente ou apresentar-se como metástase distante até 20 anos após o tratamento curativo local assumido. Em caso de recidiva do adenoma pleomórfico, a recidiva diminuiu de 20-30% para 0,7%, uma vez que a parotidectomia superficial se tornou o procedimento padrão.

Gestão da recorrência41[,55]

O tratamento cirúrgico do adenoma pleomórfico recorrente é dificultado não só pelo potencial encasamento do nervo na cicatriz, mas também pela distorção dos pontos de referência habituais e pelo deslocamento do nervo como resultado de uma cirurgia anterior e de um tumor recorrente.

Conley estima, de forma conservadora, que as segundas recidivas que se desenvolvem após a primeira são aproximadamente 25%. A preparação para a reoperação deve incluir uma revisão da nota operatória anterior, revisão da patologia do tumor excisado. A ressonância magnética ou TAC, o teste eléctrico do nervo facial e dos seus ramos são úteis. Ao trabalhar de forma retrógrada a partir do território virgem em que os ramos periféricos do nervo não foram dissecados durante a abordagem inicial, o cirurgião pode identificar o nervo quando a cicatrização do tronco principal dificulta a dissecção na abordagem anterógrada. Conley relacionou que o peri-neurium e endoneurium normalmente não estão envolvidos na cicatrização. Com o uso de tesouras pontiagudas, uma dissecção fascicular pode ser afectada. Se o nervo não puder ser encontrado no seu tronco principal ou perifericamente, pode ser identificado no canal de falópio e traçado perifericamente. Existe um risco acrescido de lesão nervosa na ressecção do tumor sem identificação do nervo.

Os investigadores sugeriram que a preponderância da componente mixóide suporta a teoria de que o derrame da geleia como porção mixóide do tumor resulta em recidiva na maioria dos casos. A doença localmente recorrente deve ser gerida de forma semelhante à doença na apresentação inicial. A ressecção cirúrgica completa deve ser realizada, se possível.

Se não tiver sido feita radioterapia prévia, a radioterapia pós-operatória deve ser feita para todos, excepto para pequenos casos malignos de baixo grau ressecados sem margens positivas. A braquiterapia pode ser utilizada em pacientes de alto risco quando a radioterapia de feixe externo tiver sido administrada. Se a ressecção cirúrgica não for viável, a radioterapia de alta dose deve ser administrada em caso de doença recorrente. Se não tiver sido administrada nenhuma radioterapia prévia, deve ser considerado o encaminhamento para uma instalação de tratamento de neutrões. A braquiterapia também pode ser utilizada para tratar doenças residuais brutas após radioterapia de feixe externo prévia.

RADIOTERAPIA33,35

Historicamente, acreditava-se que os cancros salivares eram relativamente resistentes ao rádio e o uso pós-operatório de radioterapia não era rotineiramente defendido. Nos últimos 20 anos, o uso de radioterapia no pós-operatório tornou-se comum. A radioterapia melhorou o controlo loco-regional pós-operatório da malignidade das principais glândulas salivares. De facto, Spiro e outros e Armstrong e outros relataram que, na experiência memorial Sloan Kettering, a radioterapia pós-operatória resultou numa melhoria da sobrevivência. A radioterapia pós-operatória para os principais carcinomas das glândulas salivares resulta num bom controlo local e é, portanto, ainda um tratamento eficaz67. Assim, a radioterapia é indicada em todas as fases II, III, IV e fase I com tumores de alta qualidade. O tratamento mínimo das lesões parotídeas inclui o leito parotídeo e os nós da parte superior do pescoço. Na glândula submandibular está incluído todo o colo ipsilateral. Entre os tumores malignos das glândulas salivares, o carcinoma cístico adenoideano é o tumor mais radio-sensível.

Indicações para radioterapia pós-operatória em malignidade da glândula salivar33

- Tumores de alta qualidade

- Carcinoma das células escamosas

- Tumores malignos mistos

- Carcinoma cístico adenoideanoide

- Adeno-carcinoma

- Carcinoma muco-epidermoide de alta qualidade

- Margens positivas

- Envolvimento dos nervos faciais

- Propagação peri-neural

- Envolvimento dos lóbulos profundos

- Envolvimento dos ossos ou tecido conjuntivo

- Invasão linfo-vascular

- Participação extra nodal

- Doença recorrente

A dose de radiação é de 6000 Cgy em 30 fracções é administrada durante 6 a 7 semanas se não existir nenhuma doença residual bruta. Em tumores com margens negativas, a dose é de 6500 Cgy. Quando a doença bruta está presente, é necessário 7000 Cgy com uma técnica de campo redutor. Quando se utiliza uma via de RT dividida, dar uma via pré-operatória de 4.000-4.500 Cgy em 4 semanas, e então a cirurgia é planeada para 6 semanas após a RT pré-operatória. Quando a cicatriz cirúrgica tiver sarado e o estado geral do paciente o permitir, os restantes 2.000-2.500 Cgy são administrados ao volume principal. O carcinoma acínico celular é pouco sensível à IR; por isso, a excisão cirúrgica adequada é a principal permanência do tratamento.

 Os MEC são moderadamente sensíveis, mas radio-curáveis, mas outros são bastante sensíveis à radiação, mas não radio-curáveis. No caso do carcinoma cístico adenoideano, o campo de radiação deve incluir o curso dos nervos cranianos, uma vez que a propagação peri-neural é comum. Os linfomas são extremamente sensíveis à IR. Embora os dados sejam limitados, a terapia com neutrões pode ser mais eficaz do que a irradiação de fotões/electrões em doenças não-resectáveis41. A radiação de feixe de neutrões rápidos pode ser utilizada pós-operatoriamente no Carcinoma de Células Acínicas68.

COMPLICAÇÕES DA RADIOTERAPIA55

As complicações incluem mucosite, xerostomia, queda de cabelo, ulceração da pele, osteonecrose da mandíbula e lesão fibrosa do aparelho óptico, necrose do tronco cerebral e portais unilaterais de radioterapia suficientes para a maioria das principais neoplasias das glândulas salivares.

O trismo pode dever-se à fibrose dos músculos Masseter e Pterygoid e da articulação TM. A terapia por radiação de neutrões está associada a um risco elevado de complicações graves. A radiografia de RM é um método útil para visualização da glândula salivar após lesão por radiação e xerostomia69.

QUIMIOTERAPIA26,70

O mau resultado de pacientes com tumores avançados, recorrentes ou de alto grau das glândulas salivares levou vários investigadores a explorar a eficácia da quimioterapia adjuvante em tais casos. Devido à elevada percentagem de pacientes com critérios de prognóstico deficientes que morrem devido à metástase sistémica, esperava-se que a adição da quimioterapia adjuvante às modalidades de tratamento padrão melhorasse a sua sobrevivência.

Kaplan e colegas reviram 116 pacientes e descobriram que o adenocarcinoma respondeu melhor a uma combinação de cisplatina, doxorubicina e 5-fluoro-uracil e ao carcinoma muco-epidermoide de alta qualidade, podendo responder melhor a agentes quimioterápicos que são eficazes contra o carcinoma espinocelular.

A quimioterapia combinada é geralmente mais eficaz contra o cancro das glândulas salivares do que um único agente. Os regimes medicamentos mais eficazes incluídos são cisplatina, paclitaxel, doxorubicina, 5-FU, epirubicina e mitoxantrona. A vinorelbina com cisplatina também foi experimentada recentemente.

Tem sido utilizada quimioterapia intra-arterial. No entanto, o sucesso global da quimioterapia por si só para doenças avançadas ou recorrentes continua a ser decepcionante. Cisplatina e 5-flourouracil utilizados para o controlo dos sintomas no carcinoma cístico adenoideanoide avançado.

O medicamento utilizado para suprimir o EGFR é o **cetuximab.** Pode ser utilizado no tratamento do carcinoma metastático do muco-epidermoide das glândulas salivares.

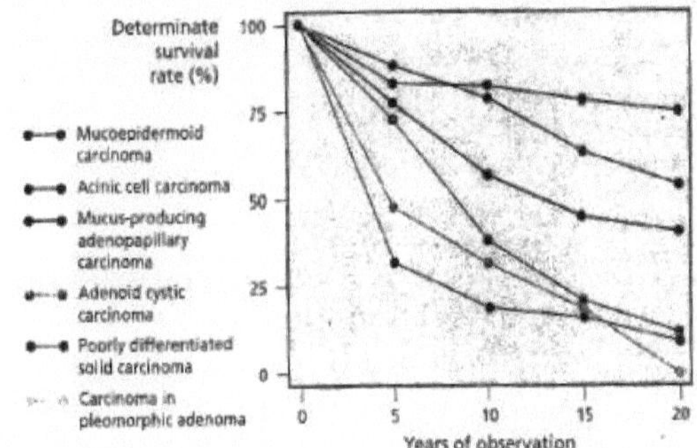

Taxa de sobrevivência em tumores malignos das glândulas salivares

Os tumores das glândulas salivares são conhecidos pela sua recorrência tardia e, por conseguinte, é essencial um acompanhamento a longo prazo. As taxas de sobrevivência a 5 anos dos tumores malignos são as seguintes:

a) Carcinoma muco-epidermoide de grau inferior - 95%

b) Carcinoma acínico celular - 75%

c) Muco-epidermoide Ca de grau elevado - 50%.

d) Tumor pleomórfico maligno - 50%

e) Carcinoma ex adenoma pleomórfico resultante de desnovo - 05%

No Carcinoma ex adenoma pleomórfico resultante do desnovo, a taxa de sobrevivência a 15 anos é de 1,5%. O carcinoma muco-epidermoide da variedade de baixo grau tem o melhor prognóstico e o carcinoma indiferenciado tem o pior prognóstico. A metástase distante ocorre apenas em 20% dos tumores malignos das glândulas salivares:

- Sabe-se que o carcinoma cístico adenoideano se repete mesmo após 10 anos, devido à propensão para invadir as estruturas peri-neuronais.

- O prognóstico dos tumores das glândulas salivares17 em geral depende do estadiamento clínico, da localização e das aparências microscópicas.

- Os tumores malignos da glândula submaxilar têm uma maior incidência de recidivas e metástases do que os tumores parotídeos do mesmo tipo.

- Para os tumores parotídeos, a presença de paralisia do nervo facial é um mau sinal.

- A amplificação do oncogene C-erbB-2 e a mutação do gene supressor de tumores p-53 foram alegadamente correlacionadas com o comportamento agressivo.

- A idade avançada, as metástases dos gânglios linfáticos de invasão extra-glandular são factores prognósticos adversos nas glândulas salivares malignas.

- O carcinoma ex-pleomórfico adenoma tem o pior prognóstico.

CONCLUSÃO

Raramente se encontram inchaços das glândulas salivares na prática cirúrgica. Em adultos, o diagnóstico de neoplasia salivar deve ser considerado em qualquer paciente que apresente um inchaço da glândula salivar.

- O inchaço das glândulas salivares ocorre mais frequentemente no grupo etário dos 20 aos 40 anos de idade.

- Os tumores das glândulas salivares têm uma ligeira preponderância feminina.

- A maioria dos tumores das glândulas salivares surge na glândula parótida. A maioria deles são benignos e a maioria dos tumores benignos são adenomas pleomórficos.

- O MEC é o tumor maligno mais comum das glândulas salivares.

- O inchaço é o sintoma mais comum dos tumores das glândulas salivares.

- A maioria dos tumores benignos apresenta um padrão de crescimento lento.

- Características de crescimento rápido, dor e paralisia facial associada são os sinais comuns de malignidade.

- O facto de a massa estar presente há vários anos não é garantia de que seja benigna.

- A FNAC é uma boa ferramenta no diagnóstico de tumores das glândulas salivares.

- A cirurgia é a base do tratamento dos tumores das glândulas salivares e a parotidectomia superficial conservadora é a cirurgia mais comumente realizada para tumores parotídeos benignos.

- A complicação mais importante da cirurgia parotídea é a paralisia facial. Na paralisia facial, a paralisia facial temporária é a que mais se encontra.

BIBLIOGRAFIA

1. Peter L, Dyson W M - Salivary Gland; Churchill Livingstone 1992: Gray's Anatomy 37th Edition, Avon The BATH press, 1291 - 1292.
2. C W Charles: Capítulo 56 - 61; Otolaryngology Head and Neck Surgery, 4th Edition, Vol 2, Elsevier Mosby Inc, 2005.
3. Frustenberg A C, Whorter M, Beahrs, Kidd H.A: Reconstrução do Nervo Facial, Arco de Otorrinolaringologia 1945; 41: 42 - 47.
4. Engzell U, Esposti PL, Rubio C: Investigations on tumour spread in connection with Aspiration Biopsy, Acta Radiol Diagnóstico 1971, 10:385 - 398.
5. Rafla, Demetrious S: Tumores das glândulas mucosas e salivares: Springfield III; Charles C Thomas, 1970, 11-12.
6. Davis PA, Anson BJ, Budinger JM, et al Anatomia Cirúrgica do Nervo Facial e Glândula Parótida com base num Estudo de 350 Metades Cervico-faciais. Surg Ginecology Obstetrics 1956; 102:385-412.
7. Enab YN Hanna, James Y Suen, Eugen N Meyers, James Y Suen, Jeffrey N Mayers, Enab YN Hanna: Tumores malignos da glândula salivar, Capítulo 21, Cancro da cabeça e pescoço, 14ª edn, Filadélfia: Saunders-Elsevier; 2003, 475- 507.
8. Horn R P L, Gung B, Morrow M: Environmental Factor and Risk of Salivary Gland Cancer (Factor ambiental e risco de cancro da glândula salivar): Epidemiologia; 8ª Edn, 1997: 414.
9. Ellis G L, Auclair P L e Gnepp D; Surgical Pathology of Salivary Glands, Vol 25, W.B Saunders; Philadelphia, 1991. Siefert G. Tipagem histológica de tumores das glândulas salivares. WHO International Histological Classification of Tumours (Classificação Histológica Internacional de Tumores da OMS). 2ª ed. Berlim: Springer-Verlag.
10. Hanna E YN, Suen J Y. Tumores malignos da glândula salivar. 4ª ed., Capítulo 21. In: Cancro da cabeça e pescoço, Eugen N Meyers, James Y Suen, Jeffrey N Mayers, Enab YN Hanna, eds. Philadelphia: Saunders-Elsevier; 2003, 475-507.
11. Ganong W F. Regulação da função IG, glândulas salivares e saliva. 22ª ed.Capítulo 26. In: Review of Medical Physiology, Willam F Ganong, ed. Boston: McGraw-Hill Companies; 2008. pp. 488-9.
12. Rosai J. Glândulas salivares maiores e menores. 9ª ed. Capítulo 12. In: Rosai e Ackerman's Surgical Pathology, Juan Rosai, ed., em: Rosai e Ackerman's Surgical Pathology, Juan Rosai, ed., em: Rosai e Ackerman's Surgical Pathology, Juan Rosai, ed., Ed. Missouri: Mosby; 2004 pp. 873-901.
13. Lingen M W. Cabeça e pescoço, neoplasias das glândulas salivares. 8ª ed. Capítulo 16, Robbin e Cotran, base patológica da doença, Kumar, Abbas, Fauslo, Aster, Philadelphia: Elsevier Publications; 2010: 756-61.
14. Beenken S W, Murist M. Tumores da cabeça e pescoço, tumores das glândulas salivares. 11ª ed. Capítulo 16. In: Diagnóstico e tratamento cirúrgico actual, Lawrence W Way, Gerard M Dohert, Eds. New York: McGraw-Hill Publications; 2003: 293-5.
15. Moyer J S, Teknos T N. Cabeça e pescoço, neoplasias das glândulas salivares, 4ª ed. Capítulo 42. In: Greenfield Surgery Textbook of Scientific Principles of Practice, Michael

W Mulholland, Keith D Lillemoe, Gerard M Doherty, Ronald V 142 Maier, Gilbert R Upehnich Jr, eds. Philadelphia: Lippincott Williams e Wilkins; 2006. 647-55.

16. Eveson JW, Cawson RA - Warthin's Tumour of the Salivary Gland: A Clinicopathologic Investigation of 278 Cases; Oral Surg Oral Med Oral Path: 1986; 61: 252-262.

17. Terymoortash A, Krasnewicz Y, Werner JA. Características clínicas do cistadenolinfoma da glândula parótida: Um estudo comparativo retrospectivo de 96 casos. Oncologia Oral 2006; 42:569-73.

18. Capone RB, Patrick K, Westra W H, Pikington T M : Neoplasma Oncocítico da Glândula Parótida: A 16 Year Institutional Review; OtoLaryngology - Head and Neck Surgery, Junho de 2002; 126,6:657 - 662.

19. Gnepp D R, Brandwein M S, Henley J D. Salivary e glândulas lacrimais. 1ª ed. Capítulo 6: Patologia cirúrgica diagnóstica da cabeça e pescoço, Douglas R Gnepp, ed. Philadelphia: WB Saunders Company; 2001. pp. 325-419.

20. Dardick I, Lytwyn A, Bourne A J, Byard R W - Tipos de adenoma de células basais do tipo trabcular e de tipo cotilíneo sólido - Estudo morfológico de 2 casos de uma variante invulgar do adenoma monomórfico: Oral Surg Oral Med Oral Path 73: 1992; 75- 83.

21. Mark S, Gramick, Hanna D C: Management of salivary gland lesions, Williams and Wilkins; 1992:66-144.

22. Hanna E YN, Meyers E N, Mayers J N, Suen J Y: Tumores malignos da glândula salivar, cancro da cabeça e pescoço, 4ª ed, capítulo 21,. Philadelphia: Saunders-Elsevier; 2003:475-507. 143

23. Beenken S W, Murist M, Way L W, Dohert G M, Head and neck tumours, salivary gland tumours, 11th ed, Chapter 16: Current surgical diagnosis and treatment, New York: McGraw-Hill Publications; 2003:293-5.

24. M Gleeson, Burnard K G, Young A E, Lucas J, Ward V MM. Doenças das glândulas salivares. 3ª ed. Capítulo 14: Novo companheiro de Aird's nos estudos cirúrgicos, Filadélfia: Elsevier Churchill Livingstone; 2005: 341-7.

25. Das glândulas salivares de S. Salivary: Um livro conciso de cirurgia, 5ª ed, capítulo 35; Calcutá: 2008:607-18.

26. Shah J P, Patel S G. Glândulas salivares, 3ª Ed, e Capítulo 11; Cirurgia da cabeça e pescoço, Edimburgo: Mosby Elsevier Publication; 2003: 439-73.

27. Jaiswal R, Gupta KK, Gupta J. Indian Journals.com Medicolegal update - An International Journal 2010; 10(1).

28. William M M M, John W W W, Fister D GP, Devita V T, Theodore S L, Steven A R: Tratamento de cancros de cabeça e pescoço: Devita, Hellman e Rosenberg's Cancer, Principles and Practice of Oncology, 8ª ed, Capítulo 36; Philadelphia: Lippincott Williams e Wilkins; 2008: 866-72.

29. Alfred S, Ricardo L C, Charles W C: Neoplasias malignas das glândulas salivares: Otorrinolaringologia da Cumming, Cirurgia da Cabeça e do Pescoço, 6ª ed. Capítulo 61, Filadélfia: Elsevier Mosby Publications; 2005:1378-401.

30. Luers J, W Claus, Strepped M, e Orlando G- Lichius: Carcinoma ex adenoma pleomórfico da glândula parótida. Estudo e implicações para o diagnóstico e terapia. 2009; 48(1):132-6.144

31. Eisele D W, K leinberg L R, Molley B B, Harrisson L B, Sessions R B. Gestão de tumores das glândulas salivares, 1ª Ed, Capítulo 30; Cancro da cabeça e do pescoço, Uma abordagem multidisciplinar: Filadélfia: Lippincott-Raven Publishers; 1999:721-47.

32. Hamada T, Matsukita S, Goto M, Kitajima S, Batra SK, Irimura T, et al. Expressão Mucin em adenoma pleomórfico de glândula salivar: Um papel potencial do MUC 1 como marcador para prever a recorrência. Journal of Clinical Pathology 2004 Ago; 57(8): 813-21.

33. Weinstein G S, Harvey R T, Zimmer W, Ter S, Alavi A: Technetium-99 pertechnetate salivary gland imaging: O seu papel no diagnóstico do tumor de Warthin. J da Medicina Nuclear 1994; 35:179-83.

34. Vlachaki E, Tspas A, Dimitrakopoulos K, Kontzoglou G, Klonizakis L. Oncocitoma da glândula parótida: um relato de caso. Online Journal Otolaryngology; 2009 Mar.

35. Ansari MH. Tumores de glândulas salivares numa população iraniana, uma retrospectiva de 130 casos. Journal of Maxillo-facial Surgery 2007; 65(11): 2187-94.

36. Lin WN, Huang HC, Chich C, Liao C, Chen I, Kan C J, et al. Análise do carcinoma acínico celular da glândula parótida - 15 anos de experiência. Jornal Online; 2010 Set.

37. Rice D H, Spiro R H, Huros A G, Strong E W1975: "Cancer of the Parotid gland- A Clinico-pathologic Study of 288 Primary Cases"; Am J Surg: 1975: Vol 30: 452-459.145

38. Frederick L. Greene, Stephen B. Edge, David R. Byrd, Carolyn C. Compton, April G. Fritz, American Joint Committee On Cancer, AJCC Cancer Staging Manual, Seventh Edition, American Joint Committee on Cancer; 2010 Springer- Verlag, New York, NY: 79-82.

39. Khandekar MM, Kavatar AN, Patankar SA, Bhagwan IB, Puranik SC, Deshmukh SD. FNAC de lesões das glândulas salivares com correlação histopatológica.

40. Kotwal M, Gaikwad S, Patil R, Munshi M, Bobhate S: Relatório de Caso - FNAC de Glândula Salivar - Uma Ferramenta Útil no Diagnóstico Pré-Operatório ou Cytopathogist's Riddle? ; Journal of Cytology 2007; 24 (2): 85-88.

41. Cramer H, Layfield L, Lampe H. Aspiração das glândulas salivares por agulha fina: a sua utilidade e efeitos nos tecidos: Ann Otol Rhinol Laryngol. 1993; 102(6): 483-5.

42. Zapanta P E. Medscape; 2009 Feb 13.

43. Noor Ul Aaan, Ashok Kumar Tanwani. FNAC, FNAC. International Journal of Pathology 2009;7(2):61-5.

44. Brennan P A, Davies B, Poller D, Mead Z, Bayne D, Puxeddu R, et al. Citologia por aspiração com agulha fina de tumores das glândulas salivares: A aspiração repetida fornece mais informações em casos com um diagnóstico inicial pouco claro. British Journal of Oral Maxillofacial Surgery 2009; 3011:1-4.

45. Engzell U, Esposti P L, Rubio C, Sigurdson A, Investigações sobre a propagação tumoral em ligação com a biópsia aspirativa: Acta Radiol Diagnóstico; 10: 385-398.

46. Hartimath B, Kudva A, Rathod A S: Role of Fine needle aspiration cytology in swellings of parotid region; Indian J Surg (Jan - Fev 2011): 73(1):19-23. 146-148.

47. Mavan AGD, Arnold E, Maran AGD; Doença da glândula salivar. 10ª ed. Capítulo 21, Logan Turner's Disease of the nose, throat and ear, Londres: 2006 129-41.

48. M Kalinowski, Hevrhagen J T, Rehberg E, Klose K J, Wagner H J . Estudo comparativo da sialografia de RM e da sialografia de subtracção digital para as perturbações das glândulas salivares benignas. American Journal of Neuroradiology 2002 Oct;23:1485-92.

49. Ian A McGregor. Grandes glândulas salivares. 4ª ed. In: Rob Smith's Operative surgery, Hugh Dudley, David Carter, Russel RCG, eds. Oxford: Butterworth- Heinemann Ltd; 1992. pp. 326-48.

50. Grittzmann N; Sonografia das massas de tecidos moles do pescoço, J Clin Ultrasound 2002; 30:1047-57.

51. Umapathy N, Holmes R, Basavaraj S, Cable HR. Realização de parotidectomia em centro não-especialista. Archives of Otolaryngology - Head and neck surgery 2003 Set;129(9):1-6.

52. Eisele D W, Kleinberg L R, Molley B. Gestão de tumores das glândulas salivares. 1ª ed. Capítulo 30. In: Cancro da cabeça e do pescoço, Uma abordagem multidisciplinar, Louis B Harrisson, Roy B Sessions, Waun Ki Hong, eds. Philadelphia: Lippincott-Raven Publishers; 1999. pp. 721-47.

53. Stearus MP, Farrel RWR, Hobsley M. Cabeça e pescoço. 5ª ed. Capítulo 34. In: Operações cirúrgicas gerais, Kirk RM, ed., Kirk RM, ed., Kirk RM, ed. Edimburgo: Churchill Livingstone Elsevier Publications; 2006. pp. 501-12. 147

54. Emodi O, Abu I, Gordin, Akrish A S, Peled M, Superficial parotidectomy versus parotidectomia superficial parcial retrógrada no tratamento do tumor benigno da glândula salivar. OMS Journal of Oral and Maxillofacial Surgery 2010 Set;68(9):2092-8.

55. Das S. Operações sobre glândulas salivares. 5ª ed. Capítulo 15. In: Guia prático da cirurgia operatória, Das S; 2007. pp. 189-97.

56. Kaul R, Dubey A, Binahmed A, Butter J, Cooke A, Abdoh A, et al. Factores prognósticos que descrevem a sobrevivência global em glândulas sub-mandibulares de menor dimensão e sublingual. Turkish Journal of Cancer 2008;38(4):159-66.

57. Hoille R. Tumores de grandes glândulas salivares. 4ª ed. Capítulo 22. In: Stell e Maran's Head and Neck Surgery, Watkinson JC, Gaze MN, Wilson JA, eds. Londres: Hodder Arnold; 2007. pp. 441-56.

58. Reibel J F, Levine P A. Cirurgia da glândula salivar. 1ª ed. Capítulo 13. In: Complicações na cirurgia de cabeça e pescoço, Yosef P Krespi, Robert H Ossoff, eds. Philadelphia: WB Saunders Company; 1993. pp. 153-60.

59. Ragona M R, De C Filippis, Marioni G, Stafferi A. Tratamento das complicações da cirurgia parotídea. Acta Otorhinolaryngology Ital 2005 Jun; 25(3):174-8.

60. Jiang L L J, Li Yi, Ming W Y, Hua L. Análise clínica de casos de tumores das glândulas salivares na China Ocidental nos últimos 50 anos. Elsevier Oral Oncology, Head and Neck Oncology and Pathology 2008 Fev;44(2):187-92.

61. Sinha P. Tratamento bem sucedido da fístula parotídea com neurectomia timpânica. Indian Journal of Otolaryngology and Head and Neck Surgery 2008;60(3):227-30. 148

62. Furquharson M, Moran B. Cirurgia do pescoço. 9ª ed. Capítulo 9. In: Manual de cirurgia geral operatória de Farquharson, Margarette Farquharson, Brendon Moran, eds. Londres: Edward Arnold Publishers; 2005. pp. 169-73.

63. Hoffman H, Funk G, Endres D. Avaliação e tratamento cirúrgico dos tumores das glândulas salivares. 2ª ed. Capítulo 54. In: Gestão integral dos tumores da cabeça e pescoço, Thawley, Pange, Batsakis, Lindberg, eds. Philadelphia: WB Saunders Company; 1999. pp. 1107-217.

64. Au KH, Choy Ts, Ngan KC. Radioterapia para o carcinoma das glândulas salivares principais: Uma única experiência institucional. Hong Kong: JHK Col Radiology; 2001. pp. 189-95.

65. Wada A, Uchida N, Yokokawa M, Yoshizako J, Kitazaki H. Xerostomia induzida por radiação: avaliação objectiva da lesão da glândula salivar por sialografia de RM. American Journal of Neuro-radiology 2009 Jan; 30:53-8.

66. Rentschler R, Burgess M A, Byers R. Quimioterapia de grandes neoplasias malignas das glândulas salivares - Uma revisão de 25 anos de experiência do hospital MD Anderson. Cancro 1977; 40:619-24.

67. Vargas P A, Gerhard R, Vergílius J. F. Araújo F e Inês Vieira de Castro Salivary Gland Tumors In A Brazilian Population: Estudo Retrospectivo de 124 Casos Rev. Hosp. Clín. Fac. Med. S. Paulo 57(6): 271-276, 2002.

68. Edda A.M. Vuhahula Salivary gland tumors in Uganda: clinical patological study African Health Sciences 2004; 4(1): 15-23. 149

69. Eveson JW. Tumores das glândulas salivares, uma revisão de 2410 casos com especial referência a tipos histológicos, locais, idade e distribuição por sexo. Journal of Pathology 1985.

70. Silas OA, Echejoh GO, Menasseh AN, Mandong BM, Otoh EC. Padrão descritivo de tumores das glândulas salivares no hospital universitário Jos, Um estudo retrospectivo de 10 anos. Annals of African Medicine 2009;8(3):199-202.

More
Books!

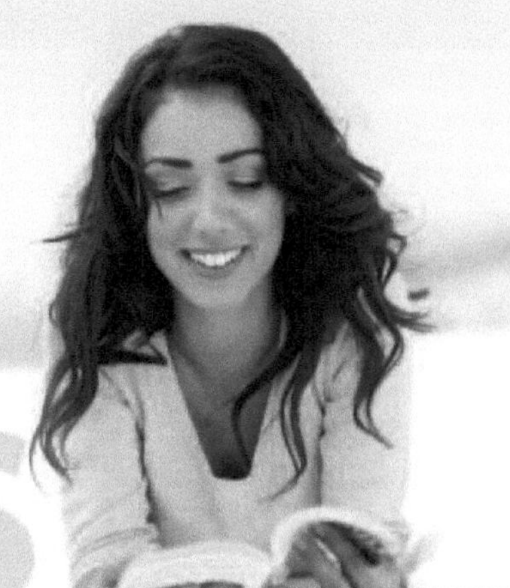

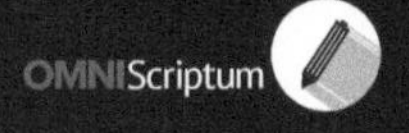

OMNIScriptum

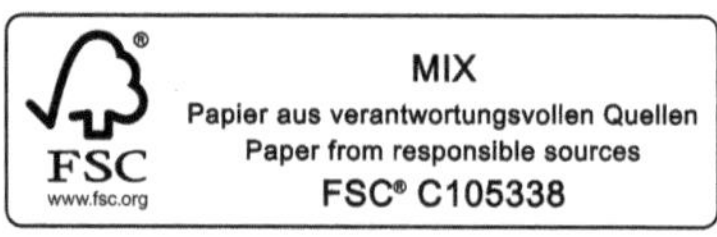

Printed by Books on Demand GmbH, Norderstedt / Germany